方剂学要点图解

主　审　吴红彦　安耀荣　刘喜平

编　著　王虎平

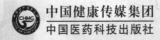

中国健康传媒集团

中国医药科技出版社

图书在版编目（CIP）数据

方剂学要点图解/王虎平编著.—北京：中国医药科技
出版社，2024.10

ISBN 978-7-5214-3363-0

Ⅰ.①方… Ⅱ.①王… Ⅲ.①方剂学—基本知识
Ⅳ.①R289

中国版本图书馆CIP数据核字(2022)第156534号

美术编辑	陈君杞
版式设计	友全图文

出版　**中国健康传媒集团** │ 中国医药科技出版社
地址　北京市海淀区文慧园北路甲22号
邮编　100082
电话　发行：010-62227427　邮购：010-62236938
网址　www.cmstp.com
规格　880×1230mm ¹⁄₆₄
印张　6⁵⁄₈
字数　192千字
版次　2024年10月第1版
印次　2024年10月第1次印刷
印刷　北京京华铭诚工贸有限公司
经销　全国各地新华书店
书号　ISBN 978-7-5214-3363-0
定价　**25.00元**

获取新书信息、投稿、
为图书纠错，请扫码
联系我们。

内容提要

　　方剂学是中医药类各专业必修的基础课程，更是连接中医基本理论与临床应用的桥梁课。本书是作者在多年教学总结和研究实践的基础上，以全国中医药行业高等教育"十四五"规划教材《方剂学》为蓝本编写而成。每章节重点方剂分别设方证图导、概要表析、配伍特点、临证提要、用方指征、现代应用、常用歌诀、趣味歌诀、类方比较、考点思考等版块，内容简明、重点突出、条理清晰，并以口袋书形式呈现，便于携带。本书可供广大中医药院校在校学生备考使用，亦可供临床医师、中医药爱好者参阅。

编写说明

　　方剂学是研究治法与方剂组方原理、配伍规律（特点）及其临证运用的一门学科，是中医学的基础课、主干课，中医药各专业学习的必修课，更是连接中医基本理论与临床应用的桥梁课。其上承于中医基础理论、中医诊断学、中药学等基础课程，下启于中医内、外、妇、儿等临床学科，贯穿着阴阳、五行等传统文化，渗透着儒、道、佛、法等各家思想，涉及面广，知识点多，临证性强。所以，初学者不易理解，应试者不好记忆，研究者难以贯通，临床者苦于对证。因此，无论是初踏校园的学习者，还是刚入业界的临床医师，都需要对相关方剂随手翻阅，温故要点。故而，为便于大家随时查阅方剂要点，促进理解、记忆、研究、应用等螺旋升华，编者在多年教学总结和研究实践的基础上，以全国中医药行业高等教育"十四五"

规划教材为蓝本，编写了此口袋书，以方便大家随身携带，顺手翻阅，查寻梗概，速记要点，高效备考，实效临证。

内容设置上首先将本章方剂的主要适应证、基本治法及分类等进行简要概述，明晰本章内容的基本知识构架，便于从整体上把握和学习。然后下分目标任务、方证图导等版块逐一详述。

目标任务：从掌握、熟悉、了解三个层级明确每首重点方剂的知识目标，并提出能力方面的培养任务，让学习有的放矢。

方证图导：将每首重点方剂以导图形式进行证（理）、法、方、药的联动分析，层次清晰，内容简洁，便于理解、记忆和贯通，且对辨证要点用斜体字做标记，以便对证应用。

概要表析：以表格形式将每首重点方剂的君、臣、佐、使组成及功用、主治进行概括，方便集中查询学习。

配伍特点：对大部分重点方剂的配伍特点进行概括，方便从结构框架上把握方剂组成与配伍思路。

临证提要：对每首重点方剂的临证要点、对证点、注意点等进行概括，突出重点，体现实用性。

用方指征：明确每首重点方剂的临床辨证要点，方便对证选方、用方。

现代应用：指出每首重点方剂可用于防治的常见现代临床疾病，以便更好地中西医结合应用。

随证加减：列举了常见的临床加减，以便随证变化。

常用歌诀：每首重点方剂都附上了常用歌诀，以便随时记诵。

趣味方歌：将大量重点方剂的组成编写成小故事、顺口溜等趣味方歌，以解其药味繁多、不易记忆、易于混淆之弊。

类方比较：对组成、功用、主治相似或相近的方剂以图表形式进行异同点比较，方便记忆、理解和贯通应用。

他方概要：在每一章的最后将所有二、三类方剂的组成、功用及主治（辨证要点）进行表格概括，便于简要把握。

考点思考：将每一章的重点、难点及常见考点以思考题方式呈现，以便查缺补漏，举一反三，精准备考，高效应考。

总之，本书版式精巧，内容精致，要点突出，便于携带，是初学者的启蒙书、应试者的提分书、临床者的备急书、研究者的参考书。

受编者水平所限，书中难免存在疏漏之处，敬请同仁指正，以臻再版完善。

王虎平

2024 年 5 月

目　录

总论

各论

总论

一、方剂简史

方剂学经历了 2000 多年的发展与变革，才形成了如今蓬勃的景象。兹以历史前后为序，简述其发展历程，概述其代表著作的特点及价值。

1. 先秦时期 该时期萌芽了方剂。其代表著作《五十二病方》是现存医籍中最早记载方剂的医书，为现存最古老的方书。

2. 两汉时期 该时期形成了鸿篇巨著《伤寒杂病论》，其融"理、法、方、药"于一体，实现了理论与临床的有机结合，被推崇为"方书之祖"，其著者张仲景亦被尊誉为"医圣"。

3. 南北朝时期 该时期社会动荡，战乱不息，方书亦以简便实用为要，最具代表的著作当属东晋医家葛洪所著的《肘后备急方》。

4. 隋唐时期 孙思邈的《备急千金要方》《千金翼方》及王焘的《外台秘要》是唐代最具代表性的方剂论著。

5. 宋元时期 宋代形成了我国历史上第一部由政府编制的成药典《太平惠民和剂局方》；金人成无己的《伤寒明理论》开创了方论的先河。

　　6.明清时期　明代出现了第一部方论专著——吴崑的《医方考》，亦形成了我国古代规模最大、载方最多的方剂大全——朱橚的《普济方》。

　　7.近现代时期　中华人民共和国成立以后，方剂学的发展取得了前所未有的丰硕成果，如在古医籍的整理出版、方剂学文献研究、方剂学教材建设等方面都取得了显著成就。

［**概要表析**］

时代	著作	特点
先秦	五十二病方	现存最古老的方书
两汉	伤寒杂病论	誉为"方书之祖"
宋代	太平惠民和剂局方	第一部由政府编制的成药典
金代	伤寒明理论	开创了方论的先河
明代	普济方	古代载方最多的方剂大全

二、组方原则

　　方剂需按一定的原则组合而成，这个原则被称之为"组方原则"或"组方结构"，即"君、臣、佐、使"四个方面。

君药 指针对主要病因或主证起主要治疗作用的药物。其特点是：①药味较少，一般为1～2味；②药量大，药效强。

臣药 其含义有二：一是辅助君药以加强治疗主要病因或主证的药物；二是针对兼病或兼证起治疗作用的药物。其特点是：①常常与君药相须（性能、功效相似，以增强药力）、相使（性能功效不尽相同，但能弥补君药作用之不足，或扩大君药药效）配伍；②药量（药效）仅次于君药而强于佐药，药味可多可少。

佐药 其含义有三：一是佐助药，即协助君、臣药以加强治疗作用，或直接治疗次要兼证的药物；二是佐制药，即消除或减弱君、臣药之毒性或烈性的药物；三是反佐药，即病重邪甚，出现拒药时，配伍与君药性能相反而又能在治疗中起相成作用的药物。其特点是：①佐药药力小于臣药，剂量一般不高于君、臣药；②佐制药、反佐药药味少，一般1～2味，反佐药剂量更宜轻。

使药 其含义有二：一是引经药，即引方中诸药以达病所的药物；二是调和药，即具有调和方中诸药作用的药物。其特点是：①引经

药可由君、臣药兼任；②药味也不宜多，一般
1～2味。

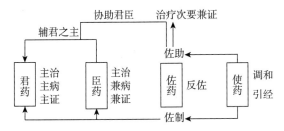

三、加减变化

历史上形成了大量行之有效的名方、验方，
但其皆为特定的病证而设，故在临床具体运用
时，必须根据患者的体质、年龄、地域及病情
等的变化而灵活加减运用。其加减变化主要有3
种形式，即药味加减、药量加减及剂型更换。

❓ 考点思考

1.《五十二病方》《伤寒杂病论》《太平惠
民和剂局方》《普济方》及《伤寒明理论》对方
剂学发展的贡献及各自的历史地位。

2.“八法”的形成、内容及各自的含义。

3."十剂"的内容。

4.方剂的基本结构及君药、臣药、佐药、使药各自的含义。

5.方剂变化的三种形式及经典例举。

6.汤、丸、散剂各自的优缺点。

7.方剂剂型的选择重点应考虑哪些因素。

8.方剂煎服法的注意事项。

各论

第一章　解表剂

以解表药为主组成，具有发汗、解肌、透疹等作用，用于治疗表证的方剂统称为解表剂。系依《素问·阴阳应象大论》"其在皮者，汗而发之""因其轻而扬之"等原则确立。属"八法"之"汗法"。

适应证：表证；麻疹、疮疡、痹证、水肿初起。

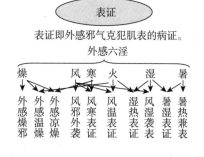

表证

表证即外感邪气克犯肌表的病证。

外感六淫

燥　　　风寒　火　　湿　　暑

↓　　↓↓↓↓↓↓　　↓↓　　↓↓

外感燥邪　外感温燥　外感凉燥　风邪外袭　风寒表证　风温表证　湿热表证　风湿袭表　暑湿表证　暑热兼表

基本治法

基本治法

虚人表证→扶正解表　暑热兼表→清热祛暑　暑湿表证→祛暑化湿　风湿袭表→祛风胜湿　湿热表证→清热祛湿　风温表证→辛凉解表　风寒表证→辛温解表　风邪外袭→祛风解表　外感凉燥→轻宣凉燥　外感温燥→轻宣温燥

分类：本章仅学习最基本的三类表证方剂，即：

辛温解表剂→风寒表证

辛凉解表剂→风热表证

扶正解表剂→体虚表证

使用注意：①明确辨证。解表剂适应于邪气在表者，对表邪未解而见里证者，可先表后里，或表里双解；若邪已化热入里，麻疹已透，疮疡已溃，虚证水肿，均非其所宜。②不宜久煎。解表药多为轻扬辛散之品，煎煮过久，耗散药力。③宜温服、覆取微汗。以遍身微微汗出为佳，既不可过汗，亦不可不汗。④饮食调护。服解表药，应注意少吃生冷油腻之物，以免影响药物的吸收和药效的发挥。

第一节　辛温解表剂

辛温解表剂适用于风寒表证。症见恶寒发热，头项强痛，肢体酸痛，口不渴，无汗或有汗，舌苔薄白，脉浮紧或浮缓等。组方配伍常以辛温解表药如麻黄、桂枝、荆芥、防风、羌活等为主，依证配伍：①宣肺止咳药，如杏仁、前胡、百部、半夏、紫菀等；②活血通络药，如桂枝、川芎等；③调理气机药，如陈皮、枳壳、厚朴等。

重点方有麻黄汤、桂枝汤、小青龙汤、九味羌活汤。

麻黄汤
(《伤寒论》)

[**目标任务**]

掌握其组成、功用、主治及方中麻黄与桂枝、麻黄与杏仁的配伍意义；熟悉其临床应用及禁忌；了解组方的基本思路和配伍策略。培养临床运用麻黄汤的思维和能力。

[**概要表析**]

君	臣	佐	使	功用	主治
麻黄	桂枝	杏仁	甘草	发汗解表宣肺平喘	外感风寒表实证。症见恶寒发热、头身疼痛、无汗而喘、舌苔薄白，脉浮紧

[**临证提要**]

本方为外感风寒表实证的代表方，具发汗解表、宣肺平喘之功，方中麻黄、桂枝为峻汗解表之药对，麻黄、杏仁为宣肃肺气之药对。

[**常用歌诀**]

麻黄汤中杏桂甘，发汗定喘表实安，
大青龙汤兼治烦，再加姜枣石膏全。

[方证图导]

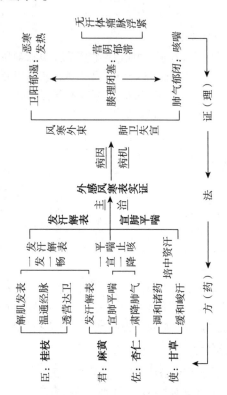

〔配伍特点〕

（1）麻、桂相须，一发一畅，发汗解表。

（2）麻、杏相使，一宣一降，宣肺平喘。

〔用方指征〕

本方为治疗外感风寒表实证的基础方、代表方，太阳伤寒的代表方，临床以恶寒发热、无汗而喘、脉浮紧为主要指征。

〔现代应用〕

感冒、流行性感冒以及支气管炎、支气管哮喘等属于外感风寒表实证者可选用本方加减。

〔随证加减〕

若表寒不重，以鼻塞声重、咳嗽为主者，本方去桂枝，加生姜，名三拗汤；若素体痰多，风寒袭肺，痰阻气滞者，本方去桂枝，加紫苏子、桑白皮、陈皮、茯苓，名华盖散（《和剂局方》）。骨节酸痛夹湿者，加白术，名麻黄加术汤（《金匮要略》）。鼻塞流涕重者，加苍耳子、辛夷等；兼里热烦躁者，酌加石膏、黄芩。

桂枝汤
《《伤寒论》》

[目标任务]

掌握其组成、功用、主治及方中桂枝、白芍、生姜的剂量，调和营卫的药对；熟悉其临床应用。培养临床运用桂枝汤的思维和能力。

[概要表析]

君	臣	佐	使	功用	主治
桂枝	白芍	生姜大枣	甘草	解肌发表调和营卫	外感风寒表虚证。症见发热头痛，汗出恶风，鼻流清涕，或喷嚏干呕，口不渴，舌苔薄白，脉浮缓

[临证提要]

（1）本方为外感风寒表虚证的代表方，具解肌发表、调和营卫之功。

（2）方中桂枝与白芍、生姜与大枣为2对调和营卫的药对，且桂枝、白芍、生姜3药剂量为1：1：1。

（3）本方服用方法（服药后啜热稀粥助力发汗）具有很好的临床指导意义。

[常用歌诀]

桂枝汤治太阳风，芍药甘草姜枣同，
解肌发表调营卫，表虚有汗见奇功。

[**方证图导**]

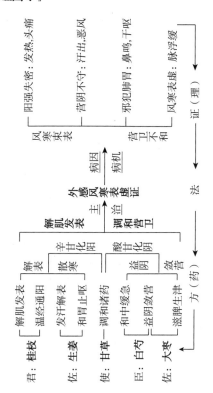

［配伍特点］

（1）发中有补，散中有收。

（2）邪正兼顾，阴阳并调。

［用方指征］

本方为治疗外感风寒，营卫不和的常用方，太阳中风的代表方，临床以发热、汗出、恶风、脉浮缓为主要指征。

［现代应用］

用于治疗感冒、流行性感冒、原因不明性低热、产后或病后低热、过敏性鼻炎、神经衰弱，以及荨麻疹、冻疮等属营卫或阴阳不和者。

［随证加减］

风寒较甚者，加防风、荆芥；体虚者，加黄芪。兼喘咳者，加厚朴、杏仁（即桂枝加厚朴杏子汤）、桔梗、紫苏子等；项背强痛者，加葛根，即桂枝加葛根汤；虚寒腹痛者，可加重芍药用量，即桂枝加芍药汤（《伤寒论》）。兼遗精，自汗等症者，加龙骨、牡蛎，即桂枝加龙骨牡蛎汤（《金匮要略》）。

[类方比较]

麻黄汤与桂枝汤异同点比较

比较	方名		麻黄汤	桂枝	桂枝汤
组成	同			桂枝　炙甘草	
	异		麻黄　杏仁	芍药　生姜　大枣
功用	同			发汗解表	
	异		发汗力强，宣肺平喘	发汗和缓，调和营卫
主治	同			外感风寒表证，症见恶寒发热，头痛，脉浮	
	异		风寒表实证，肺卫失宣，症见无汗而喘，脉浮而紧	风寒表虚证。营卫不和，症见汗出恶风，干呕，脉浮而缓

九味羌活汤

（张元素方，录自《此事难知》）

[目标任务]

掌握其组成、功用及主治；了解"分经论治"的思想及其在临床上的应用。培养临床运用九味羌活汤的思维和能力。

[概要表析]

君	臣	佐	使	功用	主治
羌活	防风 苍术	细辛 川芎 白芷 生地 黄芩	甘草	发汗祛湿 兼清里热	外感风寒湿邪，里有蕴热证。症见恶寒发热，无汗，头痛项强，肢体酸痛，口苦微渴，苔白或微黄，脉浮

[临证提要]

（1）本方为外感风寒湿邪，内有蕴热证的代表方，具发汗祛湿、兼清里热之功。

（2）方中羌活、防风、苍术、川芎、白芷、细辛的配伍体现了"分经论治"的思想，临床要依症而择。

[常用歌诀]

九味羌活配防风，细辛苍芷与川芎，

黄芩生地同甘草，临证加减在变通。

[方证图导]

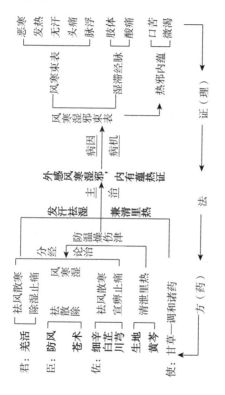

[配伍特点]

（1）升散与清热并用，即"以升散诸药而臣以寒凉，则升者不峻；以寒凉之药而君以升散，则寒者不滞"。

（2）六经分经论治，可"药备六经，通治四时，用者当随证加减，不可执一"。

[用方指征]

本方为治疗四时感冒风寒湿邪的常用方，临床以恶寒发热、头痛无汗、肢体酸楚疼痛、口苦微渴为主要指征。

[现代应用]

用于治疗感冒、流行性感冒、风湿性关节炎、偏头痛、腰肌劳损等属于风寒湿邪在表而有里热者。

[随证加减]

湿邪较轻，肢体酸疼不甚者，可去苍术、细辛；酸楚疼痛剧者，重用羌活，加独活、威灵仙等；湿重胸满者，去生地，加枳壳、厚朴；无里热者则去生地、黄芩；热甚烦渴者，加石膏、知母。

小青龙汤

(《伤寒论》)

[目标任务]

掌握其组成、功用、主治及方中白芍、五味子的配伍意义。培养临床运用小青龙汤的思维和能力。

[概要表析]

君	臣	佐	使	功用	主治
麻黄桂枝	干姜细辛	半夏白芍五味子	甘草	解表散寒温肺化饮	外寒里饮证。症见恶寒发热,咳嗽喘息,痰白量多清稀,甚则喘息不能卧,舌苔白滑

[临证提要]

(1)本方为外寒里饮证的代表方,具解表散寒、温肺化饮之功。

(2)方中白芍益阴敛营,使全方散中有收,以防辛散过汗,五味子敛肺止咳,使全方开中有合,以防耗伤肺气。

[常用歌诀]

小青龙汤最有功,风寒束表饮停胸,
细辛半夏甘和味,姜桂麻黄芍药同。

[方证图导]

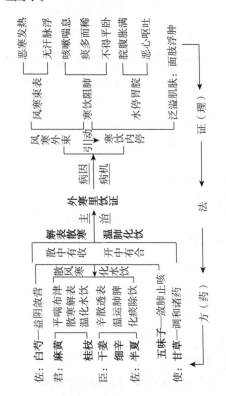

[配伍特点]

（1）辛散酸收相伍，散中有收。

（2）温化敛肺相配，开中有合。

[用方指征]

本方为治疗外感风寒，内停水饮喘咳证的常用方，临床以恶寒发热、喘咳、痰白清稀、舌苔白滑为主要指征。

[现代应用]

用于治疗慢性支气管炎、支气管哮喘、肺气肿、过敏性鼻炎等属于寒饮犯肺证者。

[随证加减]

表证较轻或自汗者，可加重白芍用量，麻黄改用炙麻黄，以增强调和营卫的作用；喘咳甚者，重用细辛、干姜、半夏以散寒化饮。兼有热象而烦躁者，可加石膏、黄芩以清郁热；渴者去半夏，加天花粉以清热生津。鼻塞流涕者，加辛夷、苍耳子宣通鼻窍；兼水肿者，加茯苓、猪苓等利水消肿。

第二节 辛凉解表剂

辛凉解表剂适用于外感风热表证。症见发热、微恶风寒、头痛、口渴、咽痛，或咳嗽、舌苔薄白或稍黄、脉浮数者。组方配伍常以辛凉解表药如薄荷、牛蒡子、桑叶、升麻等为主，依证配伍：①清热解毒药，如金银花、连翘、菊花、板蓝根等；②宣肺止咳药，如杏仁、桔梗、桑白皮等。

重点方有银翘散、桑菊饮、麻黄杏仁甘草石膏汤。

银翘散
《温病条辨》

[**目标任务**]

掌握其组成、功用、主治及方中淡豆豉、荆芥穗的配伍意义；熟悉其配伍特点及临床应用。培养临床运用银翘散的思维和能力。

[**概要表析**]

君	臣	佐	使	功用	主治
金银花 连翘	薄荷 牛蒡子 荆芥穗 淡豆豉	竹叶 芦根 桔梗	甘草	辛凉 透表， 清热 解毒	温病初起。症见 发热，微恶风寒， 无汗或有汗不畅， 头痛，口渴，咳 嗽咽痛，舌尖红， 苔薄白，脉浮数

[**临证提要**]

（1）本方为"辛凉平剂"，是治疗温病初起之风热表证的代表方，具辛凉透表、清热解毒之功。

（2）方中荆芥制性存用，解表散邪，以成辛凉复辛温之剂。

[**常用歌诀**]

银翘散主上焦病，竹叶荆牛豉薄荷，

甘桔芦根凉解法，辛凉平剂用时多。

[方证图导]

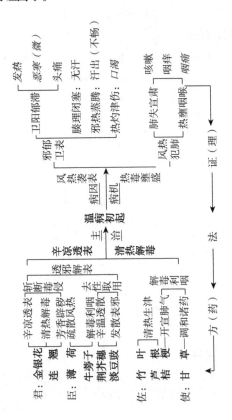

〔配伍特点〕

（1）温凉并用，即辛凉之中少佐辛温之品，以利透邪外出。

（2）清疏兼顾，即疏散外邪与清热解毒同用，解表兼清热毒。

〔用方指征〕

本方是治疗温病风热表证的常用方，临床以发热、微恶风寒、口渴、咽痛、脉浮数为主要指征。

〔现代应用〕

用于治疗感冒、流行性感冒、急性扁桃体炎、腮腺炎、麻疹初起、支气管炎、流行性脑膜炎等初起，属外感风热，邪在肺卫者。

〔随证加减〕

津伤渴甚者加天花粉；兼夹湿毒而腮肿咽痛者酌加马勃、玄参；咳甚者加苦杏仁；若胸膈满闷者加藿香、郁金、厚朴等；若见鼻衄者，去荆芥、淡豆豉，加白茅根、栀子炭等；若舌红而干、心烦者加生地、麦冬；津伤而小便短赤者加知母、黄芩、栀子等。

桑菊饮
(《温病条辨》)

[目标任务]

掌握其组成、功用、主治及配伍特点与临床应用；结合银翘散了解风热表证的基本组方结构。培养临床运用桑菊饮的思维和能力。

[概要表析]

君	臣	佐	使	功用	主治
桑叶菊花	薄荷杏仁桔梗	连翘芦根	甘草	疏风清热宣肺止咳	风温初起。症见咳嗽，身热不甚，口微渴，脉浮数

[临证提要]

（1）本方为"辛凉轻剂"，是治疗风温初起之表热轻证的代表方，具疏风清热、宣肺止咳之功。

（2）方中桑叶、桔梗、杏仁为宣降肺气的常用组合。

[常用歌诀]

桑菊饮中桔杏翘，芦根甘草薄荷饶，
清疏肺卫轻宣剂，风温咳嗽服之消。

［**方证图导**］

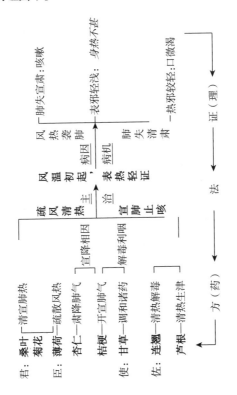

君：桑叶┐清宣肺热
　　菊花┘疏散风热

臣：薄荷┐疏散风热
　　杏仁┤肃降肺气　┐宣降相因
　　桔梗┘开宣肺气　┘

使：甘草─调和诸药　─解毒利咽

佐：连翘─清热解毒
　　芦根─清热生津

方（药）　──　法　──　证（理）

风温初起，表热轻证

病因：风热袭肺

病机：肺失清肃

肺失宣肃：咳嗽
表邪轻浅：身热不甚
热邪较轻：口微渴

主治：疏风清热为主，宣肺止咳

［配伍特点］

（1）辛凉轻剂，诸药量轻，解表清热力微。

（2）桑叶、桔梗、杏仁相伍，宣降相因，止咳效佳。

［用方指征］

本方为治疗风温犯肺咳嗽的常用方，临床以咳嗽、身热不甚、口微渴为主要指征。

［现代应用］

用于治疗感冒、呼吸道感染、急性支气管炎、肺炎、急性结膜炎等属风热犯肺或肺经风热者。

［随证加减］

痰多黄稠，舌苔黄者，可加黄芩、桑白皮、贝母等以清肺化痰；咳嗽咯血者，可加白茅根、茜草根、丹皮凉血止血；若见乳蛾，咽喉红肿疼痛者，加牛蒡子、玄参、板蓝根以清咽解毒；本方能疏风清肝，加决明子、夏枯草能清解肝经风热而治疗风热眼疾。

[类方比较]

银翘散与桑菊饮异同点比较

比较	方名	桑菊饮	银翘散
组成	同	薄荷　连翘　桔梗　甘草　芦根	
	异	桑叶　菊花　杏仁	荆芥穗　豆豉　牛蒡子　银花　竹叶
功用	同	疏散风热	
	异	宣肺止咳作用强	辛凉解表，清热解毒，透表力甚
主治	同	外感风热，邪犯肺卫，症见发热，微恶风寒，口渴，脉浮数	
	异	邪浅病轻，邪在肺络，以咳为主，身热不甚，口微渴	热邪较甚，重在卫表，发热较重，口渴咽痛，舌尖红

麻黄杏仁甘草石膏汤
（《伤寒论》）

[**目标任务**]

掌握其组成、功用及主治；熟悉其配伍结构及临床应用。培养临床运用麻杏甘石汤的思维和能力。

[**概要表析**]

君	臣	佐使	功用	主治
麻黄 石膏	杏仁	甘草	辛凉宣泄清肺平喘	邪热壅肺证。症见身热不解，有汗或无汗，咳逆气急，甚或鼻煽，口渴，舌苔薄白或黄，脉浮滑而数

[**临证提要**]

（1）本方可称为"辛凉重剂"，为治疗表邪未解，邪热壅肺之咳喘的基础方，具辛凉疏表、清肺平喘之功。

（2）原方中石膏与麻黄剂量之比为2：1，重在清宣肺热，不在发汗，故不论有汗无汗均可应用，且临床应依证变化剂量。

[**常用歌诀**]

麻杏甘石法辛凉，四药组合有专长，
麻石相配清宣剂，肺热咳嗽喘皆宜。

[方证图导]

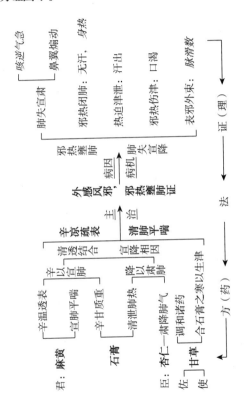

[配伍特点]

（1）辛温与寒凉并用，宣肺而不助热，清肺而不凉遏。

（2）宣肺与降肺结合，宣降相因，平喘止咳。

[用方指征]

本方为治疗邪热壅肺喘咳的主方，临床以发热、喘急、苔黄、脉数为主要指征。

[现代应用]

用于治疗急性支气管炎、哮喘性支气管炎、支气管哮喘、大叶性肺炎、小儿肺炎以及麻疹合并肺炎等属表证未尽，热邪壅肺者。

[随证加减]

肺热甚，壮热汗出而喘者，重用石膏，酌加桑白皮、黄芩、知母等；表郁偏重，无汗而喘者，则轻用石膏，酌加薄荷、紫苏叶、桑叶等；麻毒内陷，肺热炽盛者，酌加大青叶、连翘、黄芩等；痰黄稠者，可加瓜蒌、贝母、黄芩、桔梗等。

第三节　扶正解表剂

扶正解表剂适用于体虚而感受外邪者。组方配伍常以扶正药，如益气之人参（党参）、黄芪、白术等，温阳之附子、肉桂、干姜等，养血之当归、熟地等，滋阴之玉竹、沙参等，与解表药物如羌活、麻黄、柴胡、葱白、淡豆豉等为主组成方剂。

重点方有败毒散等。

败毒散（人参败毒散）

（《太平惠民和剂局方》）

[目标任务]

掌握其组成、功用及主治；掌握方中人参的配伍意义；熟悉其配伍结构及临床应用。培养临床运用败毒散的思维和能力。

[概要表析]

君	臣	佐	使	功用	主治
羌活 独活	川芎 柴胡	桔梗 前胡 枳壳 茯苓 生姜 薄荷 人参	甘草	散风祛湿益气解表	气虚兼感风寒湿邪。症见恶寒发热，无汗，头项强痛，肢体酸痛，胸膈痞闷，鼻塞声重，咳嗽有痰，舌苔白腻，脉浮而重取无力

[临证提要]

（1）本方为治疗气虚之人外感风寒湿邪表证的代表方，具散寒祛湿、益气解表之功。

（2）方中人参益气扶正，鼓邪外出，防邪复入。

（3）本方治疗外邪陷里而成痢疾者，使陷里之邪还出表解，谓之"逆流挽舟"之法。

[常用歌诀]

人参败毒草苓芎，羌独柴前枳桔同，

薄荷少许姜三片，气虚感寒有奇功。

[**方证图导**]

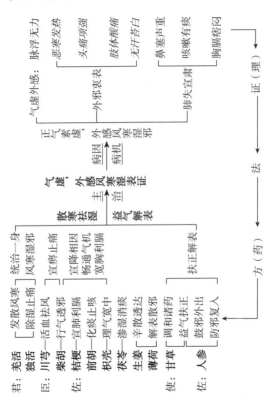

[配伍特点]

解表与补气并用，扶正祛邪，邪正兼顾。

[用方指征]

本方为扶正祛邪的常用方剂，临床以恶寒发热、头身重痛、咳嗽、脉浮重取无力为主要指征。亦可用于小儿、产后、年老体虚、病后感受风寒湿邪者。

[现代应用]

用于治疗感冒、流行性感冒、支气管炎、风湿性关节炎、痢疾、过敏性皮炎等属外感风寒湿邪兼气虚者。

[随证加减]

气虚甚者加黄芪。体质未虚，外感风寒湿邪者，去人参，加荆芥、防风，名荆防败毒散；疮疡初起，红、肿疼痛而有表证者，去人参，加金银花、连翘，名银翘败毒散。肢体酸楚疼痛甚者，可酌加威灵仙、桑枝、秦艽、防己等；痢疾初起，腹痛里急、便脓血者，可加白芍、木香以行气和血止痛。

他方概要

方名	组成	功用	主治
大青龙汤	麻黄 桂枝 甘草 杏仁 石膏 生姜 大枣	发汗解表 兼清里热	①外感风寒，内有郁热证。症见恶寒发热，头身疼痛，不汗出而烦躁，脉浮紧。②溢饮。症见身体疼重，或四肢浮肿，恶寒身热，无汗，烦躁，脉浮紧
香苏散	香附 苏叶 甘草 陈皮	疏散风寒 理气和中	外感风寒，气郁不舒证。症见恶寒身热，头痛无汗，胸脘痞闷，不思饮食，舌苔薄白，脉浮
止嗽散	桔梗 荆芥 紫苑 百部 白前 甘草 陈皮 生姜	宣利肺气 疏风止咳	风邪犯肺咳嗽证。症见咳嗽咽痒，咳痰不爽，或微恶风发热，舌苔薄白，脉浮缓
柴葛解肌汤	柴胡 干葛 甘草 黄芩 羌活 白芷 芍药 桔梗 石膏 生姜 大枣	解肌清热	外感风寒，郁而化热证。症见恶寒渐轻，身热增盛，无汗头痛，目疼鼻干、心烦不眠，咽干耳聋，眼眶痛，舌苔薄黄，脉浮微洪
升麻葛根汤	升麻 葛根 白芍 甘草	解肌透疹	麻疹初起。症见疹发不出，身热头痛，咳嗽，目赤流泪，口渴，舌红，苔薄而干，脉浮数

续表

方名	组成	功用	主治
葱豉桔梗汤	葱白 桔梗 山栀 豆豉 薄荷 连翘 甘草 竹叶	疏风清热	风温初起证。症见头痛身热，微恶风寒，咳嗽，咽痛，口渴，舌尖红，苔薄白，脉浮数
参苏饮	陈皮 枳壳 桔梗 甘草 木香 半夏 苏叶 干葛 前胡 人参 茯苓 生姜 大枣	益气解表理气化痰	气虚外感，内有痰湿证。症见恶寒发热，无汗，头痛鼻塞，咳嗽痰白，胸脘满闷，倦怠无力，气短懒言，苔白脉弱
再造散	黄芪 人参 桂枝 甘草 熟附 细辛 羌活 防风 川芎 煨姜 大枣 芍药	助阳益气解表散寒	阳气虚弱，外感风寒表证。症见恶寒发热，热轻寒重，无汗肢冷，倦怠嗜卧，面色苍白，语声低微，舌淡苔白，脉沉无力或浮大无力
麻黄细辛附子汤	麻黄 细辛 附子	助阳解表	素体阳虚，外感风寒表证。症见发热，恶寒甚剧，其寒不解，神疲欲寐，脉沉微
加减葳蕤汤	葳蕤 葱白 桔梗 白薇 豆豉 薄荷 甘草	滋阴解表	阴虚外感风热证。症见头痛身热，微恶风寒，无汗或有汗不多，咳嗽，心烦，口渴，咽干，舌红，脉数

续表

方名	组成	功用	主治
葱白七味饮	葱白 葛根 豆豉 生姜 麦冬 生地	养血解表	血虚外感风寒证。病后阴血亏虚,调摄不慎,感受外邪,或失血(吐血、便血、咯血、衄血)之后,复感风寒,头痛身热,微寒无汗

❓考点思考

1.麻黄汤与桂枝汤在组成、功用、主治方面的异同点比较。

2.桂枝汤的服用方法,方中桂枝、白芍、生姜的剂量及调和营卫的药对。

3.小青龙汤的组成、功用、主治及方中白芍、五味子的配伍意义。

4.九味羌活汤的组成、功用、主治及"分经论治"的思想。

5.银翘散与桑菊饮在组成、功用、主治方面的异同点比较。

6.银翘散的服用方法及方中荆芥穗、淡豆豉的配伍意义。

7.麻杏甘石汤的组成、功用、主治及方中石膏、麻黄的剂量比。

8.败毒散的组成、功用、主治及方中人参的配伍意义。

9.大青龙汤、香苏散、止嗽散、柴葛解肌汤、升麻葛根汤、葱豉桔梗汤的组成、功用及主治。

10.参苏饮、再造散、麻黄细辛附子汤、加减葳蕤汤、葱白七味饮各自属于哪类扶正解表剂，熟悉其基本组成、功用及主治。

第二章 泻下剂

以泻下药为主组成，具有泻热、通便、攻积、逐水等作用，用于治疗里实证的方剂统称为泻下剂。系依《素问·阴阳应象大论》"其下者，引而竭之""其实者，散而泻之"等原则确立。属"八法"之"下法"。

适应证：里实证。

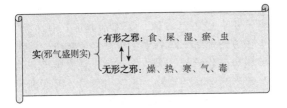

基本治法与分类

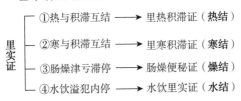

热结 → 泻热通便 → 寒下

寒结 → 温里通便 → 温下

燥结 → 润肠通便 → 润下

水结 → 攻逐水饮 → 逐水

正虚兼里实，大便秘结 → 攻补兼施

使用注意：①辨证明确。泻下剂适用于里实证，用于表证已解，里实已成之时，若表证未解，里实未成者，不可用泻下剂；若表证未解，里实已成，则需要权衡轻重，或先解表，后治里，或表里双解。②辨别兼证。兼血瘀、虫积或痰浊等，当分别配伍祛瘀、驱虫、祛痰等相应药物治疗。③饮食调护。忌食生冷、油腻等不易消化的食物。④应用禁忌。泻下剂大多易伤胃气，应中病即止，不可久服；年老体弱、孕妇、产后或正值经期、病后伤津或亡血者，均应慎用或禁用，必要时宜配伍补益扶正药。

第一节 寒下剂

寒下剂适用于里热积滞实证。症见大便秘结，脘腹胀满，疼痛拒按，甚或潮热，或高热谵语，舌苔黄厚，脉实等。组方配伍常以寒下药如大黄、芒硝等为主，依证配伍：①行气药，如枳实、厚朴等；②活血药，如桃仁、牡丹皮等；③清热利湿药，如薏苡仁、冬瓜子等。

重点方有大承气汤（三承气汤）。

大承气汤

(《伤寒论》)

[目标任务]

掌握其组成、功用、主治；掌握大承气汤、小承气汤、调胃承气汤在组成、功用、主治及用法方面的异同点；熟悉其临床应用；了解泻下剂的基本配伍思路和方法。培养临床运用三个承气汤的思维和能力。

[概要表析]

君	臣	佐	功用	主治
大黄	芒硝	枳实厚朴	峻下热结	阳明腑实重证。症见大便不通，频转矢气，脘腹痞满，腹痛拒按，按之则硬，潮热谵语，手足汗出，舌苔黄燥起刺或焦黑燥裂，脉沉实

[用方指征]

本方是阳明腑实证的代表方，临床以痞、满、燥、实四症及舌红苔黄、脉沉实为主要指征。

[**方证图导**]

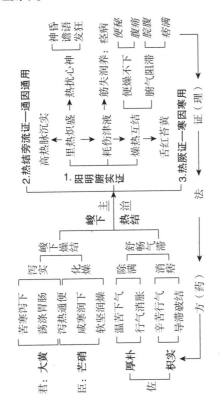

［临证提要］

（1）本方主治痞、满、燥、实四症俱全之阳明腑实重证，具峻下热结之功，同时，本方又是治疗各型阳明腑实证的基础方，亦为寒下法的代表方。

（2）本方针对阳明腑实证体现了急下存阴，釜底抽薪的治法，针对"热结旁流证"体现了"通因通用"的治法，针对热厥证体现了"寒因寒用"的治法。

（3）方中大黄、芒硝为峻下药对。

（4）方中枳实、厚朴先煎，大黄后下。

（5）三个承气汤在组成、功用、主治及用法方面的异同点具有很好的临床指导意义。

［趣味方歌］

大臣皇后只是笑，小臣同谏笑不要——大承黄厚枳实硝，小承同煎硝不要

［现代应用］

急性单纯性肠梗阻、粘连性肠梗阻、急性胆囊炎、急性胰腺炎、幽门梗阻以及某些热性病过程中出现高热、神昏、惊厥、发狂而见大便不通、苔黄脉实等属里热积滞实证者可以本

方加减。

[随证加减]

若兼气虚者，宜加人参以补气，以防泻下气脱；兼阴津不足者，宜加玄参、生地等以滋阴润燥。

[类方比较]

大承气汤、小承气汤、调胃承气汤异同点比较

比较	方名	大承气汤	小承气汤	调胃承气汤
组成	同	大黄		
	异	芒硝 枳实 厚朴	枳实 厚朴	芒硝 炙甘草
功效	同	泻下热结		
	异	峻下热结	轻下热结	缓下热结
主治	同	阳明腑实证。症见大便秘结不通、潮热谵语、苔黄、脉滑数		
	异	痞、满、燥、实四症俱全之重证	痞、满、实，燥不明显之中证	燥、实为主而无痞满之轻证
用法		先煎枳、朴，大黄后下	三味同煎	大黄、甘草先煎，后纳芒硝

第二节　温下剂

温下剂适用于里寒积滞实证。症见大便秘结，脘腹胀满，腹痛喜按，手足不温，脉沉紧等。组方配伍常以寒下药配合温里药为主，如大黄与附子、干姜等，依证配伍：①补气健脾药，如人参、甘草等；②行气止痛药，如厚朴、木香等；③养血活血药，如当归等。

[**组方结构**]

$$
温下 \begin{cases} 寒下药(大黄……) \longrightarrow 苦寒 \\ \qquad + \qquad\qquad 制性\uparrow存用 \\ 温里药(附子……) \longrightarrow 辛温 \end{cases} \begin{array}{l} \longrightarrow 泻下通便 \\ \\ \longrightarrow 温阳散寒 \end{array}
$$

第三节　润下剂

润下剂适用于肠燥津亏，大便秘结证。症见大便秘结，小便短赤，或有身热，口干，腹胀或痛，舌红苔黄，脉滑数等。组方配伍常以质润多脂的润下药如麻子仁、郁李仁等为主，依证配伍：①滋阴润燥药，如生地、白芍、当归等；②行气药，如枳实、厚朴等；③补肾填精药，如肉苁蓉、牛膝、熟地等。

重点方有麻子仁丸等。

麻子仁丸（脾约丸）
（《伤寒论》）

[目标任务]

掌握其组成、功用及主治；理解"脾约"的含义及基本病机。培养临床运用麻子仁丸的思维和能力。

[概要表析]

君	臣	佐	使	功用	主治
麻仁	杏仁白芍	大黄枳实厚朴	蜂蜜	润肠泄热行气通便	肠燥津亏，脾约便秘证。症见大便秘结，小便频数，口燥咽干，舌红少津，脉细数

[临证提要]

（1）本方主治胃肠燥热，脾约便秘证（脾约证），亦为润下法的代表方，具润肠泄热，行气通便之功。

（2）本方组成中含有小承气汤。

[常用歌诀]

麻子仁丸治脾约，大黄杏芍与枳朴，

胃热津枯便难解，润肠通便功效高。

[方证图导]

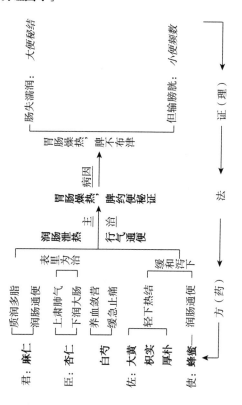

[用方指征]

本方为治疗胃肠燥热、脾津不足之"脾约"证的代表方，又是润下法的常用方，临床以大便秘结、小便频数、舌红少津为主要指征。

[现代应用]

用于治疗虚人及老人肠燥便秘、习惯性便秘、产后便秘、痔疮术后便秘等属胃肠燥热者。亦可用于神经性尿频、糖尿病（非胰岛素依赖性）等以小便频数为主的病证。

[随证加减]

痔疮便秘者，可加桃仁、当归以养血和血、润肠通便；痔疮出血属胃肠燥热者，可酌加槐花、地榆以凉血止血；燥热伤津较甚者，可加生地、玄参、石斛以增液通便。

[趣味方歌]

二人（麻仁、杏仁）一勺（白芍）小承气，蜂蜜别忘记。

第四节　逐水剂

　　逐水剂适用于水饮壅盛于里的实证。症见胸胁引痛，或水肿腹胀，二便不利，脉实有力等。组方配伍常以峻下逐水药如大戟、芫花、甘遂等为主，依证配伍：①养胃扶正药，如大枣等；②行气药，如青皮、陈皮、木香、槟榔等。

　　重点方有十枣汤等。

十枣汤

（《伤寒论》）

［目标任务］

掌握其组成、功用及主治；掌握本方的用法及方中大枣的配伍意义。

［概要表析］

君	臣	佐	功用	主治
甘遂	大戟 芫花	大枣	攻逐 水饮	悬饮，水肿。症见咳唾胸胁引痛，心下痞硬，干呕短气，头痛目眩，或胸背掣痛不得息，舌苔滑，脉沉弦

［临证提要］

（1）本方主治悬饮、阳水实证，亦为泻下逐水的代表方，具攻逐水饮之功。

（2）方中大枣益气护胃，既可缓和诸药毒性，又可缓和攻逐峻烈之性，还可健脾运湿，培土治水。

（3）本方用法、用量、剂型、服药时间和药后调理具有很好的临床意义。

［常用歌诀］

十枣逐水效堪夸，大戟甘遂与芫花，
悬饮内停胸胁痛，大腹肿满用无差。

[**方证图导**]

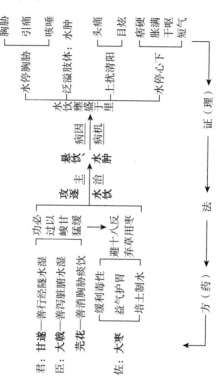

君：甘遂—善行经隧水湿
臣：大戟—善泻脏腑水湿
　　芫花—善消胸胁痰饮
佐：大枣—缓利毒性
　　　　　益气护胃
　　　　　培土制水
　　　　　避十八反
　　　　　弃草用枣

功必过以—峻甘—猛缓

攻逐主水饮

悬饮 水肿

病因　病机

水饮壅盛于里

水停胸胁：胸胁引痛、咳唾
泛溢肢体：水肿
上扰清阳：头痛、目眩
水停心下：痞硬、胀满、干呕、短气

证（理）——— 法 ——— 方（药）

[配伍特点]

攻邪勿忘扶正。

[用方指征]

本方为泻下逐水的代表方，又是治疗悬饮及阳水实证的常用方，临床以咳唾胸胁引痛，或水肿腹胀，二便不利，脉沉弦为主要指征。

[现代应用]

用于治疗渗出性胸膜炎、结核性胸膜炎、肝硬化、慢性肾炎等所致的胸水、腹水或全身水肿，以及晚期血吸虫病所致的腹水等属于水饮内停里实证者。

[随证加减]

兼水热内壅者，可加大黄；水肿鼓胀，气壅甚者，可加青皮、陈皮、木香、槟榔等；痰饮伏在胸膈者，可加白芥子。

[使用注意]

（1）注意本方的用法。

（2）年老体弱者慎用，孕妇忌用。

（3）因其药力峻猛，只宜暂用，不可久服。

第五节 攻补兼施剂

攻补兼施剂适用于里实正虚之大便秘结证。症见脘腹胀满，大便秘结而兼气血不足（神倦少气、脉虚），或阴津亏乏（口干唇燥、脉细数）之症。组方配伍常以攻下药（如大黄、芒硝等）与补益药（如人参、当归、生地黄、玄参等）相伍为主，依证配伍行气药等。

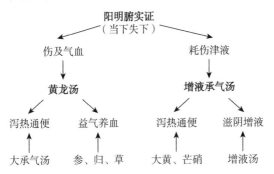

阳明腑实证
（当下失下）

伤及气血　　　　　　　　耗伤津液

黄龙汤　　　　　　　　　**增液承气汤**

泻热通便　　益气养血　　　泻热通便　　滋阴增液

大承气汤　　参、归、草　　大黄、芒硝　　增液汤

他方概要

方名	组成	功用	主治
大陷胸汤	大黄 芒硝 甘遂	泻热逐水	大结胸证。症见心下疼痛，拒按，按之硬，或心下至少腹硬满疼痛而不可近，大便秘结，日晡潮热，或短气烦躁，舌上燥而渴，脉沉紧，按之有力
小承气汤	大黄 厚朴 枳实	轻下热结	阳明腑实中证。症见大便不通，谵语潮热，脘腹痞满，舌苔老黄，脉滑数
调胃承气汤	大黄 甘草 芒硝	缓下热结	阳明腑实轻证。症见大便不通，恶热口渴，苔黄，脉滑数等
大黄附子汤	大黄 附子 细辛	温里散寒 通便止痛	寒积里实证。症见腹痛便秘，胁下偏痛，发热，畏寒肢冷，舌苔白腻，脉弦紧
温脾汤	大黄 当归 干姜 附子 人参 芒硝 甘草	攻下寒积 温补脾阳	寒积腹痛。症见便秘腹痛，脐下绞结，绕脐不止，手足欠温，苔白不渴，脉沉弦而迟
三物备急丸	大黄 干姜 巴豆	攻下寒积	寒实腹痛。症见猝然心腹胀痛，痛如锥刺，气急口噤，大便不通

续表

方名	组成	功用	主治
五仁丸	桃仁 杏仁 松子仁 郁李仁 柏子仁 陈皮	润肠通便	津枯便秘。症见大便干燥，艰涩难出，以及年老或产后血虚便秘
济川煎	当归 牛膝 泽泻 升麻 肉苁蓉 枳壳	温肾益精 润肠通便	肾虚精亏证。症见大便秘结，小便清长，腰膝酸软，头目眩晕，舌淡苔白，脉沉迟
禹功散	牵牛子 茴香 生姜	逐水通便 行气消肿	阳水。症见遍身水肿，腹胀喘满，大便秘结，小便不利，脉沉有力
黄龙汤	大黄 芒硝 枳实 厚朴 甘草 人参 当归 桔梗 生姜 大枣	攻下热结 益气养血	阳明腑实，气血不足证。症见自利清水，色纯青，或大便秘结，脘腹胀满，腹痛拒按，身热口渴，神倦少气，谵语，甚或循衣撮空，神昏肢厥，舌苔焦黄或焦黑，脉虚
增液承气汤	玄参 麦冬 大黄 芒硝 生地	滋阴增液 泄热通便	热结阴亏证。症见燥屎不行，下之不通，脘腹胀满，口干唇燥，舌红苔黄，脉细数

❓考点思考

1.三承气汤在组成、功用、主治及用法方面的异同点比较。

2.大承气汤主治何证，各自体现了什么治法与治疗思想。

3.麻子仁丸的组成、功用及主治是什么。

4.十枣汤的用法特点及方中大枣的配伍意义。

5.熟悉大黄附子汤、温脾汤、济川煎、黄龙汤、增液承气汤的组成、功用及主治。

6.了解三物备急丸、大陷胸汤、禹功散的组成、功用及主治。

第三章　和解剂

　　凡具有和解少阳、调和肝脾、调和肠胃等作用，用于治疗伤寒邪在少阳、肝脾不和、肠胃失和等证的方剂统称为和解剂。属"八法"之"和法"。

　　适应证：和解剂主要具有"和解"与"调和"两层作用，"和解"就是和而解之，是指内和正气而外解邪气，即和内解外，专用于伤寒邪居半表半里之少阳证；"调和"就是调而使之和，是指调理脏腑气机、协调脏腑功能，平调阴阳，以和为期，即"和其不和也"，适用于脏腑气机失常，功能失调，表里、寒热失调的病证。

　　分类：和解少阳剂→伤寒少阳证

　　　　　　调和肝脾剂→肝脾不和证

　　　　　　调和肠胃剂→胃肠不和证

　　使用注意：①明确辨证。凡邪在肌表，未入少阳，或邪已入里，阳明热盛者，均不宜使用和解剂。②辨明兼证。和解剂以祛邪为主，兼顾正气，所以纯虚不宜用，纯实亦不宜用。

其兼虚者，补而和之；兼滞者，行而和之；兼寒者，温而和之；兼热者，凉而和之；兼里实者，攻而和之。

第一节 和解少阳剂

和解少阳剂适用于伤寒邪在少阳证。症见往来寒热，胸胁苦满，心烦喜呕，默默不欲饮食，口苦，咽干，目眩，脉弦等。组方配伍常以辛开宣透的柴胡、青蒿等为主，依证配伍：①清（胆）热药，如黄芩、青黛、栀子等；②理气药，如陈皮、枳壳（枳实）等；③和胃降逆药，如半夏、生姜、竹茹等；④利湿化痰药，如茯苓、滑石、半夏等；⑤益气扶正药，如人参、甘草等。

重点方剂有小柴胡汤、蒿芩清胆汤等。

小柴胡汤
(《伤寒论》)

[目标任务]

掌握其组成、功用、主治及配伍特点；掌握方中柴胡、黄芩的剂量及配伍意义；熟悉其临床应用；了解和解少阳方剂的组方思路和策略。培养临床运用小柴胡汤的思维和能力。

[概要表析]

君	臣	佐	使	功用	主治
柴胡	黄芩	半夏 生姜 人参 大枣	甘草	和解少阳	①伤寒少阳证。症见口苦、咽干、目眩、往来寒热、胸胁苦满、默默不欲饮食、心烦喜呕、舌苔薄白、脉弦。②热入血虚证。症见妇人伤寒，经水适断，寒热发作有时。③黄疸、疟疾及杂病见少阳证者

[临证提要]

方中柴胡、黄芩配伍为和解少阳的基础药对，剂量比为8：3。

[常用歌诀]

小柴胡汤和解功，半夏人参甘草从，
更加黄芩生姜枣，少阳为病此方宗。

[方证图导]

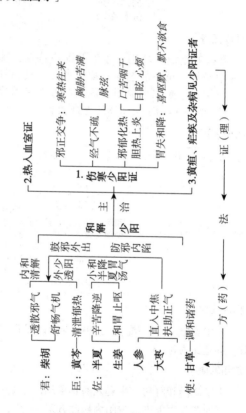

[配伍特点]

（1）内清外透，以透为主。

（2）和解少阳，兼和胃气。

（3）祛邪为主，兼扶正气。

[用方指征]

本方为和解少阳证的代表方，临床以往来寒热、胸胁苦满、口苦、咽干、目眩、心烦喜呕、舌苔薄白、脉弦为主要指征。

[现代应用]

用于治疗感冒，流行性感冒，疟疾，慢性肝炎，急慢性胆囊炎，急性胰腺炎，胸膜炎，中耳炎，急性乳腺炎，妊娠恶阻，产后发热，肾炎，睾丸炎，胆汁反流性胃炎等属邪居少阳，胆胃不和者。

[随证加减]

胸中烦热而不呕者，去人参、半夏，加瓜蒌；口渴者，去半夏，人参加量，加瓜蒌；腹中痛者，去黄芩，加白芍；胁下痞满者，去大枣，加牡蛎；小便不利者，去黄芩，加茯苓；不渴，外有微热者，去人参，加桂枝；咳者，去人参、生姜、大枣，加五味子、干姜。

蒿芩清胆汤

(《重订通俗伤寒论》)

[目标任务]

掌握其组成、功用、主治及方中青蒿、黄芩的配伍意义；熟悉其临床应用。培养临床运用蒿芩清胆汤的思维和能力。

[概要表析]

君	臣	佐	使	功用	主治
青蒿 黄芩	竹茹 半夏 枳壳 陈皮	茯苓 青黛 滑石	甘草	清胆 利湿 和胃 化痰	少阳湿热证。症见寒热如疟，寒轻热重，口苦膈闷，吐酸苦水，或呕黄涎而黏，甚则干呕呃逆，胸胁胀疼，小便黄少，舌红苔白腻，脉数而右滑左弦

[临证提要]

本方为少阳湿热证的代表方，具清胆利湿、和胃化痰之功，方中青蒿、黄芩为清解少阳湿热之药对。

[常用歌诀]

蒿芩清胆碧玉需，陈夏茯苓枳竹茹，
热重寒轻痰挟湿，胸痞呕恶总能除。

[**方证图导**]

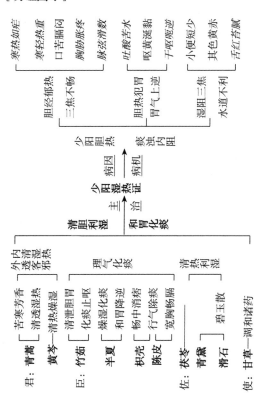

[用方指征]

本方为治疗少阳湿热证的代表方，适用于胆热犯胃，湿热痰浊中阻所致的热重于湿之证候，临床以寒热如疟、寒轻热重、胸胁胀疼、吐酸苦水、舌红苔腻、脉弦滑数为主要指征。

[现代应用]

用于治疗肠伤寒、急性胆囊炎、急性黄疸型肝炎、胆汁反流性胃炎、肾盂肾炎、疟疾、盆腔炎、钩端螺旋体病属少阳湿热，痰浊内阻者。

[随证加减]

湿重者，加藿香、薏苡仁、白蔻仁、厚朴以化湿浊；呕吐甚者，加黄连、紫苏叶，或合左金丸；湿热黄疸，热重于湿者，酌去陈皮、半夏，加茵陈、栀子清热利湿退黄；小便不利者，加车前子、泽泻、通草以清利湿热。

[趣味方歌]

蒿芩清胆吃（赤）茯苓，虾（夏）壳陈皮如（茹）碧玉散。

[类方比较]

小柴胡汤与蒿芩清胆汤异同点比较

比较	方名	小柴胡汤	蒿芩清胆汤
组成	同	黄芩　半夏　甘草	
组成	异	柴胡　人参　生姜　大枣	青蒿　竹茹　陈皮　茯苓　枳壳　碧玉散
功效	同	和解少阳　清胆和胃	
功效	异	透解力强，兼扶正祛邪	清胆利湿力强，兼化痰宽胸
主治	同	邪在少阳，症见往来寒热，口苦胸闷，干呕，脉弦	
主治	异	少阳证。症见不欲饮食，咽干，目眩，苔薄白	少阳湿热，痰浊内阻。症见寒轻热重，吐酸苦水或呕黄涎而黏，舌红，苔白腻，脉数弦滑

第二节 调和肝脾剂

调和肝脾剂适用于肝脾不和证。症见胸胁或脘腹胀痛，不欲饮食，泄泻腹痛，或月经不调，寒热往来，脉弦等。组方配伍常以疏肝理气药如柴胡、枳实（枳壳）、陈皮等为主，依证配伍：①养血柔肝药，如白芍、当归等；②益气健脾药，如白术、茯苓、人参等；③和胃降逆药，如半夏、生姜等。

重点方剂有四逆散、逍遥散、痛泻要方等。

四逆散

(《伤寒论》)

［目标任务］

掌握其组成、功用、主治及本方"四逆"的病机及特点；熟悉其临床应用。培养临床运用四逆散的思维和能力。

［概要表析］

君	臣	佐	使	功用	主治
柴胡	白芍	枳实	甘草	透邪解郁 疏肝理脾	①阳郁厥逆证。症见手足不温，或咳，或悸，或小便不利，或腹痛，或泄利下重，脉弦。②肝脾气郁证

［临证提要］

（1）本方原治阳郁厥逆证，后多用作疏肝理脾的基础方，具透邪解郁、疏肝理脾之功。

（2）本方所治"四逆"冷不过肘膝，按之则温，因阳郁不伸所致。

［常用歌诀］

四逆散非四逆汤，柴甘枳芍共煎尝，
热邪内郁成阳厥，疏理肝脾效可彰。

[方证图导]

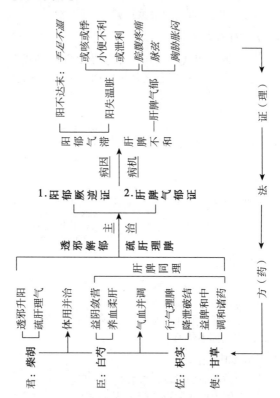

［配伍特点］

（1）一散一收，体用并治。

（2）一肝一脾，疏肝理脾。

（3）一气一血，理气养血。

（4）一升一降，升清降浊。

［用方指征］

本方为治疗阳郁厥逆、肝脾气郁证的基础方、代表方，临床以手足不温，胸胁、脘腹疼痛，或泄利，脉弦为主要指征。

［现代应用］

用于治疗慢性肝炎、胆囊炎、胆石症、胆道蛔虫症、肋间神经痛、胃溃疡、胃炎、胃肠神经官能症、附件炎、输卵管阻塞、急性乳腺炎等属肝胆气郁，肝脾（或胆胃）不和者。

［随证加减］

咳者，加五味子、干姜；悸者，加桂枝；小便不利者，加茯苓；腹中痛者，加附子；食滞者，加麦芽、鸡内金；气郁甚者，加香附、郁金；痛经者，加当归、香附、延胡索。

逍遥散
(《太平惠民和剂局方》)

[**目标任务**]

掌握其组成、功用、主治及配伍特点；熟悉系列衍化方；了解月经不调的基本病机。培养临床运用逍遥散的思维和能力。

[**概要表析**]

君	臣	佐	使	功用	主治
柴胡	当归白芍	薄荷煨姜白术、茯苓	甘草	疏肝解郁养血健脾	肝郁血虚脾弱证。症见两胁作痛，头痛目眩，口燥咽干，神疲食少，月经不调，乳房作胀，脉弦而虚

[**临证提要**]

本方为疏肝健脾、血虚肝郁的代表方，亦为妇科调经的常用方，具疏肝解郁、养血健脾之功，临床加减变化应用甚广。

[**常用歌诀**]

逍遥散用当归芍，柴苓术草加姜薄，
更有丹栀逍遥散，调经解郁清热着。

[方证图导]

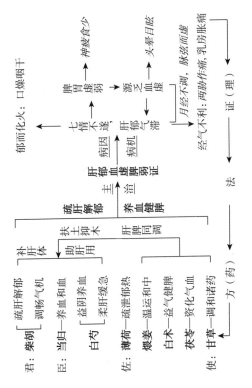

[配伍特点]

（1）肝脾同治，疏肝健脾。

（2）气血并治，理气养血。

（3）体用兼治，补肝体，助肝用。

[用方指征]

本方为调肝养血的代表方，月经不调的常用方，临床以两胁作痛、神疲食少、月经不调、舌淡红、脉弦虚为主要指征。

[现代应用]

用于治疗妇科（月经不调、经前期紧张症、盆腔炎、乳腺小叶增生）、男科（性功能障碍）、肝胆病科（慢性肝炎、肝硬化、胆囊炎、胆石症）、消化科（胃肠神经官能症、胃及十二指肠溃疡、慢性胃炎）及眼科、老年病科等属于肝郁血虚，脾失健运者。

[随证加减]

偏血虚，经行腹痛者，加熟地或生地，名黑逍遥散；肝郁化火，烦躁易怒，舌红脉弦数者，加栀子、牡丹皮，名加味逍遥散（丹栀逍遥散）；偏气滞者，加香附、佛手、川芎、郁金等。

痛泻要方

（《丹溪心法》）

[目标任务]

掌握其组成、功用、主治及方中白术、白芍的配伍意义；熟悉方中防风的作用。培养临床运用痛泻要方的思维和能力。

[概要表析]

君	臣	佐	使	功用	主治
白术	白芍	陈皮	防风	补脾柔肝祛湿止泻	脾虚肝郁之痛泻证。症见肠鸣腹痛，大便泄泻，泻必腹痛，脉两关不调，弦而缓

[临证提要]

（1）本方主治肝脾不和之痛泻证，具补脾柔肝、祛湿止泻之功。

（2）方中防风辛散肝郁，香疏脾气，燥湿止泻，且为脾经引经之药，一药四用。

（3）方中白术益气扶土以健脾，白芍酸收抑木以敛肝，为方中君臣之药，依此又名"白术芍药散"。

[常用歌诀]

痛泻要方用陈皮，术芍防风共成剂，
肠鸣泄泻腹又痛，治在泻肝与实脾。

[**方证图导**]

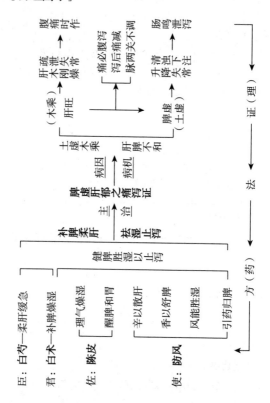

［配伍特点］

（1）一肝一脾，柔肝健脾。

（2）一敛一疏，敛木疏肝。

（3）一补一舒，健中舒脾。

［用方指征］

本方为治疗肝郁脾虚之痛泻证的代表方，临床以腹痛、腹泻并作，泻后仍腹痛，脉弦缓为主要指征。

［现代应用］

用于治疗急性肠炎、肠易激综合征、神经性腹泻、胃肠功能紊乱以及慢性溃疡性结肠炎属肝脾失调者。

［随证加减］

脾虚甚者，加人参、茯苓补中健脾；久泻者，加炒升麻以升阳止泻；气滞腹胀者，加香附、木香、乌药以行气；食滞者，加焦三仙以消食；兼外感风寒者，加紫苏叶、生姜以透表。

［使用注意］

本方应与伤食痛泻相鉴别。

第三节　调和肠胃剂

调和肠胃剂适用于寒热错杂、虚实夹杂的肠胃不和证。症见脘腹痞满，恶心呕吐或肠鸣泄泻或腹痛等。组方配伍常以辛开苦降，温中除寒的半夏、干姜等，与苦寒清热泻痞的黄连、黄芩等为主，依证配伍：①补气药，如人参、甘草等；②理气药，如厚朴、枳实、陈皮等。

重点方有半夏泻心汤等。

半夏泻心汤

(《伤寒论》)

[**目标任务**]

掌握其组成、功用、主治及配伍特点；熟悉辛开苦降的治法及其临床应用。培养临床运用半夏泻心汤系列方剂的思维和能力。

[**概要表析**]

君	臣	佐	使	功用	主治
半夏	干姜黄芩黄连	人参大枣	甘草	寒热平调消痞散结	寒热错杂之痞证。症见心下痞，但满而不痛，干吐或呕吐，肠鸣下利，舌苔腻而微黄，脉弦数

[**临证提要**]

本方主治寒热错杂之痞证，是调和寒热、调和胃肠(脾)的代表方、基础方，也是辛开苦降治法的代表方，具寒热平调、消痞散结之功，临床应用甚广。

[**常用歌诀**]

半夏泻心配芩连，干姜人参草枣全，

辛开苦降除痞满，寒热错杂痞证蠲。

[方证图导]

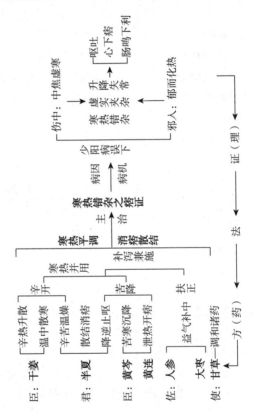

[配伍特点]

（1）辛苦并进，调其升降。

（2）寒热并用，平其阴阳。

（3）补泻兼施，顾其虚实。

[用方指征]

本方为治疗中气虚弱，寒热互结，升降失常，而致肠胃不和之痞、呕、利的常用方，临床以心下痞、满、呕、利，苔腻微黄为主要指征。

[现代应用]

用于治疗急、慢性胃肠炎，慢性结肠炎，神经性胃炎，胃溃疡，慢性肝炎，早期肝硬化等属于中气虚弱、寒热错杂者。

[随证加减]

中气不虚，或舌苔厚腻者，去人参、大枣、甘草；湿热蕴结中焦者，去干姜；干呕、嗳气甚者，加枳实、生姜、赭石；兼食积者，加焦山楂、炒麦芽、鸡内金等。

他方概要

方名	组成	功用	主治
达原饮	槟榔 厚朴 草果 知母 芍药 黄芩 甘草	开达膜原 辟秽化浊	瘟疫或疟疾，邪伏膜原证。症见憎寒壮热，或一日三次，或一日一次，发无定时，胸闷呕恶，头痛烦躁，脉数，舌边深红，舌苔垢腻，或苔白厚如积粉

考点思考

1.小柴胡汤与蒿芩清胆汤在组成、功用、主治方面的异同点比较。

2.小柴胡汤的配伍特点及方中人参、大枣、甘草的配伍意义。

3.四逆散主治"四逆"的病机及特点。

4.逍遥散的组成、功用、主治及配伍特点。

5.逍遥散与痛泻要方在组成、功用、主治方面的异同点比较。

6.痛泻要方中防风的配伍意义。

7.半夏泻心汤的组成、功用、主治及配伍特点。

8.达原饮的组成、功用及主治。

第四章　清热剂

　　以清热药为主组成，具有清热、泻火、凉血、解毒等作用，用于治疗里热证的方剂统称为清热剂。系依《素问·至真要大论》"热者寒之""温者清之"等原则确立。属"八法"之"清法"。

　　适应证：里热证。

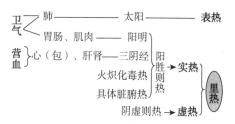

基本治法及分类

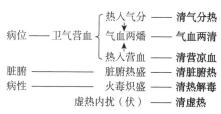

使用注意： ①明辨病位。②辨清虚实。③慎辨真假。④注意反佐。⑤顾护脾胃。

第一节　清气分热剂

清气分热剂适用于热在气分证。症见身热，不恶寒，反恶热，大汗，烦渴饮冷，舌红苔黄，脉数有力等。组方配伍常以辛甘而寒或苦寒质润的清热药，如石膏、知母等为主，依证配伍：①滋阴生津药，如芦根、天花粉、麦冬等；②补气药，如人参、甘草等；③养胃和中药，如粳米、甘草等。

重点方有白虎汤、竹叶石膏汤等。

白虎汤

(《伤寒论》)

［目标任务］

掌握其组成、功用及主治；熟悉其临床应用及常见随证加减；了解"四大症"的机制。培养临床运用白虎汤的思维和能力。

［概要表析］

君	臣	佐	使	功用	主治
石膏	知母	粳米	甘草	清热生津	阳明气分热盛证。症见壮热面赤，烦渴引饮，汗出恶热，脉洪大有力

［临证提要］

本方原治阳明经热证，后被温病学派引用治疗气分实热证，故现概括为治疗阳明气分热盛证的代表方，具清热生津之功。方中石膏、知母是清热生津的配伍药对，即"石膏无知母则不寒"之谓，具有很好的临床意义。

［常用歌诀］

白虎重用石膏君，知母草粳四般行，
热盛津伤口大渴，清热生津此方灵。

［**方证图导**］

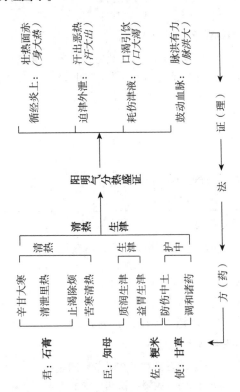

[配伍特点]

（1）石膏配知母、清热生津力量倍增。

（2）粳米伍甘草，祛邪而不伤正。

[用方指征]

本方为治疗阳明经热证、气分热盛证的代表方，临床以身大热、汗大出、口大渴、脉洪大为主要指征。

[现代应用]

用于治疗感染性疾病，如大叶性肺炎、流行性乙型脑炎、流行性出血热、牙龈炎，以及小儿夏季热、糖尿病等属气分热盛者。

[随证加减]

气津两伤者加人参，即白虎加人参汤；卫气同病，经络痹阻者加桂枝，即白虎加桂枝汤；兼有湿邪者加苍术，即白虎加苍术汤。若气血两燔，见高热烦躁、神昏谵语、抽搐等症者，加羚羊角、水牛角等清热凉血、息风止痉；阳明热盛，大便秘结，小便短赤者，加大黄、芒硝等以泻热攻积；消渴病而见烦渴引饮，属胃热者，加天花粉、芦根、麦冬等以清热生津。

竹叶石膏汤
（《伤寒论》）

[**目标任务**]

掌握其组成、功用及主治；理解"以大寒之剂，易为清补之方"衍化机制。培养临床运用竹叶石膏汤的思维和能力。

[**概要表析**]

君	臣	佐	使	功用	主治
竹叶石膏	人参麦冬	半夏	甘草粳米	清热生津益气和胃	余热未清，气津两伤证。症见身热多汗，心胸烦闷，气逆欲呕，口干喜饮，气短神疲，或虚烦不寐，舌红苔少，脉虚数

[**临证提要**]

本方由大寒之白虎汤去知母，加竹叶、人参、麦冬、半夏而成，具清余热、益气阴之功，故《医宗金鉴》曰："以大寒之剂，易为清补之方。"

[**常用歌诀**]

仲景竹叶石膏汤，草粳参夏麦冬镶，
阳明暑热及温病，余热未清气津伤。

[方证图导]

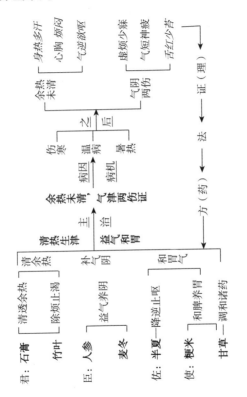

[配伍特点]

（1）清补兼施，清余热，补气阴。

（2）养降并用，养中焦，降胃气。

[用方指征]

本方为治疗热病后期，余热未清，气阴耗伤，胃气失和的代表方。临床以身热多汗、气逆欲呕、烦渴喜饮、舌红少津、脉虚数为主要指征。

[现代应用]

用于治疗流脑后期、夏季热、中暑等属余热未清，气津两伤者。糖尿病干渴多饮属胃热阴伤者，亦可应用。

[随证加减]

胃阴不足，胃火上逆，口舌糜烂，舌红而干者，可加石斛、天花粉等清热养阴；胃火炽盛，消谷善饥，舌红脉数者，加知母、天花粉以清热生津；气分热犹盛者，可加知母、黄连清气分之热。

第二节　清营凉血剂

清营凉血剂适用于邪热传营或热入血分证。邪热传营症见身热夜甚，时有谵语，心烦不寐，斑疹隐隐，舌绛少苔，脉细数等；热入血分则症见神昏谵语，甚则狂乱，斑疹紫黑，出血，舌绛起刺，脉数等。组方配伍常以清营凉血药，如水牛角、生地等为主，依证配伍：①滋阴生津药，如生地、麦冬、玄参等；②清热解毒药，如银花、连翘、黄连等；③活血散瘀药，如丹参、丹皮、赤芍等。

重点方有热入营分的代表方清营汤、热入血分的代表方犀角地黄汤等。

清营汤

(《温病条辨》)

[目标任务]

掌握其组成、功用、主治及"透热转气"的治法和方中药物配伍意义；熟悉其临床应用。理解"热淫于内，治以咸寒，佐以甘苦"的组方思路和配伍策略。培养临床运用清营汤的思维和能力。

[概要表析]

君	臣	佐	使	功用	主治
犀角	生地 玄参 麦冬	黄连 银花 连翘 竹叶	丹参	清营 解毒 透热 养阴	热入营分证。症见身热夜甚，神烦少寐，时有谵语，口渴或不渴，斑疹隐隐，脉细数，舌绛而干

[临证提要]

（1）本方为热入营分的代表方，谨遵《黄帝内经》"热淫于内，治以咸寒，佐以甘苦"治法所拟。

（2）方中金银花、连翘、竹叶体现"透热转气"的思想。

（3）方中含有增液汤。

（4）方中丹参清热凉血、活血散瘀，以防热与血结。

[常用歌诀]

清营汤治热传营，犀角生地麦玄参，
银翘竹连丹参炖，解毒透热护阴宏。

[方证图导]

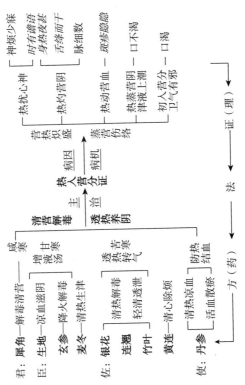

[配伍特点]

（1）咸寒为主，佐以甘苦。

（2）轻清宣透，透热转气。

（3）清热凉血，活血散瘀。

[用方指征]

本方为治疗邪热传入营分的代表方，临床以身热夜甚、神烦少寐、斑疹隐隐、舌绛而干、脉数为主要指征。

[现代应用]

用于治疗乙型脑炎、流行性脑脊髓膜炎、败血症、肠伤寒或其他热性病证属热入营分者。

[随证加减]

神昏谵语较重者，可配伍安宫牛黄丸、紫雪丹以清热开窍；若热毒壅盛之喉痧重症者，可加石膏、丹皮以清热泻火；若舌质较干者，可去黄连，以免苦燥伤阴。

[使用注意]

使用本方应注意舌诊。"舌白滑者，不可与也"，必须是舌绛而干，方可使用。

犀角地黄汤
(《温病条辨》)

[**目标任务**]

掌握其组成、功用及主治；熟悉其临床应用；了解血分证的治疗原则。培养临床运用犀角地黄汤的思维和能力。

[**概要表析**]

君	臣	佐	功用	主治
犀角	生地	芍药 牡丹皮	清热解毒 凉血散瘀	热入血分证。症见身热，神昏谵语，舌绛起刺，脉细数

[**临证提要**]

（1）本方为热入血分的代表方，具清热解毒、凉血散瘀之功，体现了"入血就恐耗血动血，直须凉血散血"之旨。

（2）方中犀角、生地为清热凉血的药对。

（3）方中芍药视情况选择赤芍、白芍。

[**常用歌诀**]

犀角地黄芍药丹，血热妄行吐衄斑，

蓄血谵狂舌质绛，凉血散瘀病可痊。

[方证图导]

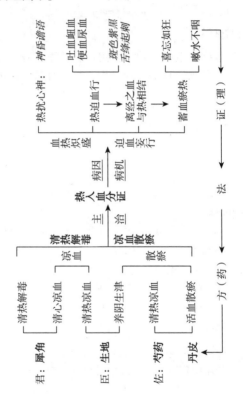

[**配伍特点**]

（1）凉血以宁血。

（2）滋阴以息火。

（3）散血畅血行。

[**用方指征**]

本方为治疗热入血分的代表方，临床以各种出血、斑色紫黑、神昏谵语、身热舌绛为主要指征。

[**现代应用**]

用于治疗弥散性血管内凝血、尿毒症、过敏性紫癜、重症肝炎、肝昏迷、败血症等属热入血分者。

[**随证加减**]

心火炽盛者，加黄连、栀子清心泻火；吐血者，加侧柏叶、白茅根；便血者，加槐花、地榆；衄血者，加白茅根、黄芩；尿血者，加白茅根、小蓟；发斑者，加青黛、紫草。

[类方比较]

清营汤与犀角地黄汤异同点比较

比较	方名		清营汤	犀角地黄汤
组成	同		犀角　生地	
	异		玄参　麦冬　竹叶　丹参 黄连　银花　连翘	赤芍　丹皮
功用	同		清热解毒凉血	
	异		滋阴增液，透热转气	凉血散血
主治	同		热入营血	
	异		热入营分证。症见身热夜甚，时有 谵语，斑疹隐隐，舌绛等	热入血分证。症见神昏谵语， 吐血、衄血，便血、尿血， 斑色紫黑等

第三节　清热解毒剂

清热解毒剂适用于瘟疫、温毒、火毒及疮疡疔毒等证。若温疫热毒充斥三焦内外，则症见烦热渴饮、错语、神昏、吐血发斑，舌绛，唇焦等；温毒上攻头面，则症见头面红肿热痛、咽喉肿痛、舌苔黄燥等；热毒聚于胸膈，则症见身热面赤、胸膈烦热、口舌生疮、便秘溺赤等；热毒浸淫血脉肌肉，则发为痈肿疮疡等。组方配伍常以苦寒直折、清热解毒药为主，如金银花、连翘、大青叶、板蓝根、山栀子、黄芩、黄连等，依证配伍：①若热毒上攻头面者，酌配辛凉疏散药，如薄荷、牛蒡子、僵蚕等；②若气分热盛津伤者，配伍石膏、知母、天花粉等以清热护津；③若热毒聚于上中二焦，兼见便秘溺赤者，可配大黄、芒硝等导热下行；④若热毒浸淫血分，可酌配水牛角、生地、丹皮之属以凉血解毒；⑤若热毒壅聚，气血不畅，发为疮疡肿毒者，酌配理气活血，软坚散结之品，如陈皮、贝母、归尾、赤芍等。

重点方有普济消毒饮等。

普济消毒饮
(《东垣试效方》)

[目标任务]

掌握其组成、功用及主治；熟悉"火郁发之"的含义及应用；了解大头瘟的防治思路。培养临床运用普济消毒饮的思维和能力。

[概要表析]

君	臣	佐	使	功用	主治
黄芩 黄连	牛蒡子 连翘 薄荷 僵蚕	陈皮 甘草 玄参 桔梗 板蓝根 马勃	柴胡 升麻	清热 解毒 疏风 散邪	大头瘟。症见恶寒发热，头面红肿焮痛，目不能开，咽喉不利，舌燥口渴，舌红苔白兼黄，脉浮数有力

[临证提要]

（1）本方为主治大头瘟的代表方，具清热解毒、疏风散邪之功。

（2）方中柴胡、升麻体现"火郁发之"思想。

[常用歌诀]

普济消毒芩连根，马勃牛子麻玄参，
甘桔荷蚕翘柴皮，疏风清热治头瘟。

[**方证图导**]

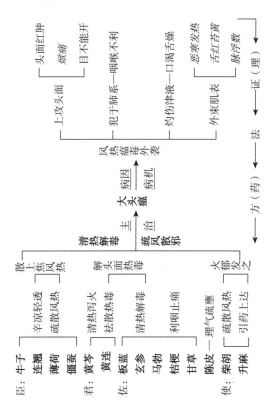

[配伍特点]

（1）内清外疏，以清为主。

（2）苦降辛散，相反相成。

[用方指征]

本方为治疗大头瘟的代表方，临床以头面红肿焮痛、恶寒发热、舌红苔白兼黄、脉浮数为主要指征。

[现代应用]

用于治疗丹毒、腮腺炎、急性扁桃体炎、淋巴结炎伴淋巴管回流障碍等属风热邪毒为患者。

[随证加减]

表证明显而里热不重者，可减黄芩、黄连用量，加荆芥、防风、蝉蜕等以增强疏风散邪之力；若里热盛而兼大便秘结者，可加大黄、芒硝等以泻热通便；腮腺炎合并睾丸炎者，可加川楝子、龙胆草以泻肝经之热。

[趣味方歌]

牛子情深深连根，干姐连剥浆糊皮——牛子芩参升连根，甘桔连薄僵胡皮

第四节 气血两清剂

气血两清剂适用于疫毒或热毒充斥于内外，气血两燔之证。常以清气分热的白虎汤、清血分热的犀角地黄汤为主，再配以清热解毒的黄连解毒汤等组方。

代表方有清瘟败毒饮。

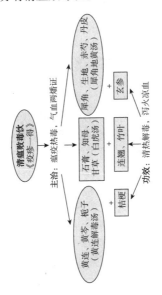

第五节 清脏腑热剂

清脏腑热剂适用于邪热偏盛于某一脏腑所产生的火热证。由于热侵脏腑有异，药物归经有别，故本类方剂的组方配伍常依火热所在脏腑而选用相应清热药物。

心经热盛者，常以清心泻火药如黄连、栀子等为主，依证配伍：①清热利水药，如木通、车前子等；②生津育阴药，如生地、麦冬等。

肝胆实火者，常以清泻肝火药如龙胆草、夏枯草等为主，依证配伍：①滋阴养血药，如当归、生地等；②舒展肝木药，如柴胡等。

脾胃热盛者，常以清泻胃火药如石膏、黄连等为主，依证配伍：①升散发越药，如升麻、防风等；②滋阴润燥药，如生地、麦冬等。

热在大肠者，常以清肠解毒药如黄连、黄柏为主，依证配伍：①调气行血药，如木香、槟榔、当归、白芍等；②荡涤肠胃药，如大黄等。

肺经有热者，常以清泄肺热药如桑白皮、黄芩等为主，依证配伍：①宣肃肺气药，如麻黄、杏仁等；②化痰排脓药，如冬瓜仁、薏苡仁等。

重点方有导赤散、龙胆泻肝汤、清胃散、芍药汤等。

导赤散
(《小儿药证直诀》)

[**目标任务**]

掌握其组成、功用、主治及利水养阴的配伍意义。培养临床运用导赤散的思维和能力。

[**概要表析**]

君	臣	佐	使	功用	主治
生地 木通	竹叶	生甘草梢		清心 利水 养阴	心经火热证。症见心胸烦热，口渴面赤，口舌生疮；或心热移于小肠，小便赤涩刺痛，舌红，脉数

[**临证提要**]

（1）本方为治疗心经火热证的常用方，清热利水养阴治法的基础方，具清心利水养阴之功，切合小儿"易虚易实，易寒易热"的病理特征。

（2）方中生地、木通相合，滋阴制火而不恋邪，利水通淋而不伤阴。

[**常用歌诀**]

导赤生地与木通，草梢竹叶四味同，
口糜淋痛心烦热，清心利水两相能。

[方证图导]

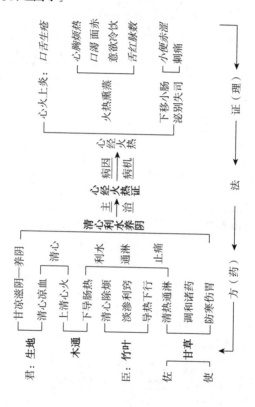

［配伍特点］

（1）上清心经之火，下利小肠之热。

（2）利水而不伤阴，养阴而不恋邪。

［用方指征］

本方为治疗心经火热证的常用方，又是体现清热利水养阴治法的基础方，临床以心胸烦热，口渴，口舌生疮或小便赤涩，舌红脉数为主要指征。

［现代应用］

用于治疗口腔炎、鹅口疮、小儿夜啼等心经有热者；急性泌尿系感染属心经之热移于小肠者，亦可加减治之。

［随证加减］

心火较盛者，加黄连清心泻火；心热下移小肠，小便不通者，可加车前子、赤茯苓清热利水。

［使用注意］

方中木通苦寒、生地阴柔寒凉，故脾胃虚弱者慎用。

龙胆泻肝汤
(《医方集解》)

[**目标任务**]

掌握其组成、功用、主治及方中生地、当归、柴胡的配伍意义；熟悉其临床应用。培养临床运用龙胆泻肝汤的思维和能力。

[**概要表析**]

君	臣	佐	使	功用	主治
龙胆草	黄芩栀子	泽泻木通当归生地柴胡车前子	甘草	泻肝胆实火利肝经湿热	1.肝胆实火上炎证。症见头痛目赤，胁痛，口苦，耳聋，耳肿，舌红苔黄，脉弦数 2.肝经湿热下注证。症见阴肿，阴痒，小便淋浊，或妇女带下黄臭等，舌红苔黄腻

[**临证提要**]

本方为治疗肝胆实火上炎、肝经湿热下注的常用方，方中生地、当归养血滋阴，既防火热耗伤阴血，又制苦燥渗利药物伤及阴血，使邪去而不伤阴，合柴胡则补肝体而助肝用，以复肝性。

[**常用歌诀**]

龙胆泻肝栀芩柴，车前生地泽泻偕，
木通甘草当归合，肝经湿热亦可排。

[方证图导]

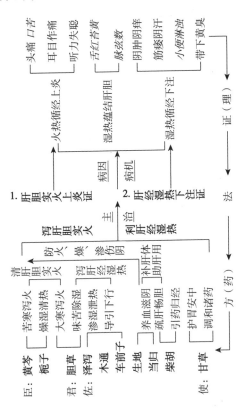

[配伍特点]

（1）清泻渗利，上下兼治。

（2）泻中有补，祛邪不伤正，养阴不敛邪。

（3）体用并治，清中有疏，兼顾肝的生理特性。

[用方指征]

凡属肝胆实火上炎或肝经湿热下注的各种证候，均可使用，但诸症不必悉具，以口苦溺赤、舌红苔黄、脉弦数有力为主要指征。

[现代应用]

用于治疗顽固性偏头痛、头部湿疹、高血压、急性结膜炎、外耳道疖肿、鼻炎、急性黄疸型肝炎、急性胆囊炎、急性膀胱炎、尿路感染、外阴炎、睾丸炎、急性盆腔炎等属肝经实火、湿热者。

[随证加减]

肝胆实火盛者，可去木通、车前子，加黄连；若湿热较轻者，可去黄芩、生地，加滑石、薏苡仁；肝火上炎所致头痛眩晕、口苦易怒者，加菊花、桑叶；木火刑金致咯血者，加丹皮、侧柏叶。

清胃散
(《脾胃论》)

[目标任务]

掌握其组成、功用、主治及方中黄连、升麻的配伍意义；熟悉其临床应用。培养临床运用清胃散的思维和能力。

[概要表析]

君	臣	佐	使	功用	主治
黄连	升麻生地丹皮	当归	升麻	清胃凉血	胃火牙痛。症见牙痛牵引头疼，面颊发热，牙龈出血红肿溃烂，或唇舌腮颊肿痛，口气热臭，口干舌燥，舌红苔黄，脉滑数

[临证提要]

（1）本方为治疗胃火牙痛的常用方，具清胃凉血之功。

（2）方中升麻体现了"火郁发之"之意。

（3）方中黄连配升麻为清散胃火的基础组合，降火不凉遏，散火不升焰。

[常用歌诀]

清散用升麻连，生地丹皮当归全，
胃凉血治牙痛，口疮口臭及牙宣。

[方证图导]

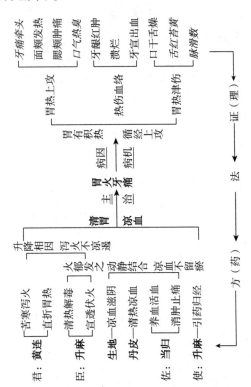

[用方指征]

本方为治疗胃火牙痛的常用方，临床以牙痛牵引头痛、口气热臭、舌红苔黄、脉滑数为主要指征。

[现代应用]

用于治疗口腔炎、牙周炎、三叉神经痛等属胃火上攻者。

[随证加减]

兼肠燥便秘者，加大黄以导热下行；口渴饮冷者，加石膏以清热生津；胃火炽盛之牙衄者，加牛膝以导血热下行。

[类方比较]

清胃散与玉女煎异同点比较

比较	方名	清胃散				玉女煎			
组成	同					—			
	异	黄连	生地	升麻	丹皮	当归	熟地	石膏	知母 麦冬 牛膝
功用	同			清泻胃热					
	异	兼能凉血化瘀、散火解毒，为清胃凉血之剂				为清胃，兼能滋肾阴，为清润之剂			
主治	同			胃热牙痛					
	异	胃火炽盛之牙痛、牙龈出血、颊肿、口臭等				胃热阴亏之头痛、牙痛、齿松牙衄、消渴病等			

芍药汤

(《素问病机气宜保命集》)

[目标任务]

　　掌握其组成、功用、主治及方中当归、芍药。木香、槟榔的配伍意义；熟悉其临床应用。培养临床运用芍药汤的思维和能力。

[概要表析]

君	臣	佐	使	功用	主治
黄连 黄芩	芍药 当归 槟榔 木香	大黄 官桂	甘草	清热 燥湿 调气 和血	湿热痢疾。症见腹痛，便下脓血，赤白相兼，里急后重，肛门灼热，小便短赤，舌苔黄腻，脉弦数

[临证提要]

　　（1）本方为治疗湿热痢疾的常用方，具清热燥湿、调气和血之功。

　　（2）方中当归、芍药、木香、槟榔体现了"行血则便脓自愈，调气则后重自除"之意，具有很好的临床意义。

[常用歌诀]

　　芍药汤中归芩连，香槟肉桂大黄衔，
　　清热燥湿调气血，里急腹痛便血安。

[方证图导]

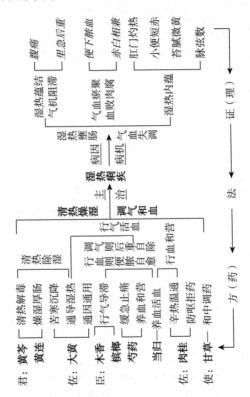

［配伍特点］

（1）清热燥湿为本，兼气血并治（"行血则便脓自愈，调气则后重自除"）。

（2）寒热并用（使寒而不遏，苦寒不伤阳，辛热不伤阴）。

（3）通因通用，以通祛邪。

［用方指征］

本方为治疗湿热痢疾的常用方，临床以下痢赤白、腹痛、里急后重、舌苔黄腻为主要指征。

［现代应用］

用于治疗细菌性痢疾、阿米巴痢疾、溃疡性结肠炎、急性肠炎属湿热者。

［随证加减］

苔黄而干，热盛伤津者，可去温燥之肉桂；苔腻脉滑，兼有食滞者，可去甘草，加焦山楂以消食导滞；泻下赤多白少或纯下赤胨者，当归改为当归尾，并加丹皮、地榆凉血行血。

[类方比较]

芍药汤与白头翁汤异同点比较

比较		芍药汤	白头翁汤
组成	同	黄连	
	异	芍药 当归 黄芩 大黄 肉桂 木香 甘草 槟榔	白头翁 黄柏 秦皮
功用	同	清热解毒	
	异	调和气血，"通因通用"	凉血止痢，兼收湿止痢
主治	同	痢疾。症见下痢脓血，腹痛里急，肛门灼热	
	异	湿热痢疾，症见下痢赤白相同，苔黄腻等	热毒血痢，为热毒深陷血分，症见下痢赤白少，口渴，苔黄

第六节 清虚热剂

清虚热剂适用于热病后期，阴液已伤，邪伏阴分发热证，症见暮热早凉，舌红少苔等；或肝肾阴虚、虚火内扰之阴虚发热证，症见骨蒸潮热，盗汗面赤，久热不退等。组方配伍常以清透伏热药如青蒿、秦艽、银柴胡等，或滋阴清热药如鳖甲、生地、知母等为主，依证配伍：①气虚者，配黄芪、山药等益气；②血虚者，配当归、熟地养血；③热甚者，配黄连、黄柏苦寒折火。

重点方有青蒿鳖甲汤等。

青蒿鳖甲汤
(《温病条辨》)

[目标任务]

掌握其组成、功用及主治；熟悉邪伏阴分的用方配伍思路。培养临床运用青蒿鳖甲汤的思维和能力。

[概要表析]

君	臣	佐	功用	主治
青蒿鳖甲	生地知母	丹皮	养阴透热	温病后期，邪伏阴分证。症见夜热早凉，热退无汗，舌红苔少，脉细数

[临证提要]

（1）本方为治疗温热病后期，余热潜伏而阴液不足之虚热证的常用方，具养阴透热之功。

（2）方中青蒿、鳖甲配伍为滋阴清热，内清外透的常用药对。

（3）本方证发热的特点是夜热早凉。

[常用歌诀]

青蒿鳖甲地知丹，余热未清阴液煎，
夜热早凉退无汗，养阴透热此方安。

[**方证图导**]

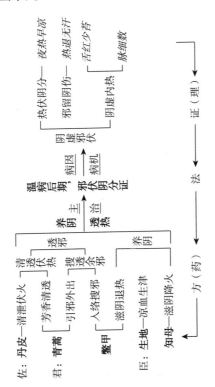

[配伍特点]

（1）滋清兼备，标本兼顾。

（2）清中有透，内搜外透。

（3）养阴而不恋邪，祛邪而不伤正。

[用方指征]

本方为治疗温病后期，余热未尽而阴液不足之虚热证的常用方，临床以夜热早凉、热退无汗、舌红少苔、脉细数为主要指征。

[现代应用]

用于治疗原因不明的发热、各种传染病恢复期低热、慢性肾盂肾炎、肾结核等属阴虚内热、低热不退者。

[随证加减]

若暮热早凉，汗解渴饮，去生地，加天花粉以清热生津止渴；治疗肺痨骨蒸，阴虚火旺者，可加沙参、旱莲草以养阴清肺；对于小儿夏季热属于阴虚有热者，可酌加白薇、荷梗等以解暑退热；对于阴虚火旺者，加石斛、地骨皮、白薇等以退虚热。

🔲 他方概要

方名	组成	功用	主治
黄连解毒汤	黄连 黄芩 黄柏 栀子	泻火解毒	三焦火毒热盛证。症见大热烦躁，口燥咽干，错语不眠；或热病吐血、衄血；或热甚发斑，或身热下利，或湿热黄疸；或外科痈疡疔毒，小便黄赤，舌红苔黄，脉数有力
凉膈散	大黄 芒硝 甘草 栀子 薄荷 黄芩 连翘 竹叶	泻火通便清上泄下	上中二焦火热证。症见烦躁口渴，面赤唇焦，胸膈烦热，口舌生疮，睡卧不宁，或咽痛吐衄，便秘溲赤，或大便不畅，舌红苔黄，脉滑数
左金丸	黄连 吴茱萸	清泻肝火降逆止呕	肝火犯胃证。症见胁肋疼痛，嘈杂吞酸，口苦，舌红苔黄，脉弦数
泻白散	地骨皮 桑白皮 粳米 甘草	清泻肺热止咳平喘	肺热喘咳证。症见气喘咳嗽，皮肤蒸热，日晡尤甚，舌红苔黄，脉细数

续表

方名	组成	功用	主治
玉女煎	石膏 熟地 麦冬 知母 牛膝	清胃热 滋肾阴	胃热阴虚证。症见牙痛、头痛，牙龈出血，牙齿松动，烦热口渴，舌红苔黄而干，脉细数
白头翁汤	黄连 秦皮 白头翁 黄柏	清热解毒 凉血止痢	热毒痢疾。症见腹痛，里急后重，肛门灼热，下痢脓血，赤多白少，渴欲饮水，舌红苔黄，脉弦数
当归六黄汤	当归 生地 黄芩 黄柏 黄连 熟地 黄芪	滋阴泻火 固表止汗	阴虚火旺证。症见发热盗汗，面赤心烦，口干唇燥，大便干结，小便黄赤，舌红苔黄，脉数

❓ **考点思考**

1. 白虎汤与竹叶石膏汤在组成、功用、主治方面的异同点比较。

2. "以大寒之剂，易为清补之方"指的是哪首方剂，分析其含义。

3. 清营汤与犀角地黄汤在组成、功用、主治方面的异同点比较。

4.能体现"透热转气"思想的方剂及具体药味。

5.普济消毒饮的组成、功用及主治。

6.凉膈散的组成、功用及主治。

7.能体现"以泻代清"思想的方剂及具体药物。

8.导赤散的组成、功用及主治。

9.龙胆泻肝汤的组成、功用、主治及生地、当归、柴胡配伍意义。

10.左金丸的主治、功用及方中黄连、吴茱萸的剂量比。

11.清胃散与玉女煎在组成、功用、主治方面的异同点比较。

12.芍药汤与白头翁汤在组成、功用、主治方面的异同点比较。

13.芍药汤中芍药、当归、木香、槟榔的配伍意义。

14.黄连解毒汤、泻白散、当归六黄汤的组成、功用及主治。

第五章　祛暑剂

以祛暑药为主组成，具有祛除暑邪作用，用于治疗暑病的方剂统称为祛暑剂。属"八法"之"清法"。

适应证：暑病（夏天感受暑邪发生的各种疾病），症见身热，心烦，口渴汗多，小便短赤，舌红，脉数等。

组方结构：祛暑剂组方配伍常以祛暑清热药如西瓜翠衣、金银花、荷叶、石膏等为主，依证配伍：①理气化湿药，如厚朴、扁豆等；②利水渗湿药，如滑石、泽泻、猪苓等；③养阴生津药，如麦冬、石斛、沙参等；④益气药，如西洋参、黄芪等。

使用注意：运用祛暑剂时必须辨明暑病的本证、兼证及主次轻重。①单纯暑热，治当清热祛暑；②暑邪夹湿，当依暑、湿主次轻重辨证治之。暑重湿轻，则湿易从热化，故祛湿之品不宜过于温燥，以免耗伤津液；湿重暑轻，则暑易被湿遏，故清热之品不宜过于甘寒，以免阴柔滞湿。

📑 他方概要

方名	组成	功用	主治
香薷饮	香薷 厚朴 白扁豆	祛暑解表 化湿和中	阴暑。症见恶寒发热，头重身痛，无汗，胸脘痞闷，腹痛吐泻，舌苔白腻，脉浮
六一散	滑石 甘草	清暑利湿	暑湿证。症见身热烦渴，小便不利，或泄泻
清络饮	鲜荷叶 鲜银花 鲜竹叶 丝瓜皮 鲜扁豆花 西瓜翠衣	祛暑清热	暑伤肺经气分轻证。症见身热口渴不甚，头目不清，昏眩微胀，舌淡红，苔薄白
桂苓甘露饮	茯苓 甘草 白术 泽泻 肉桂 石膏 滑石 猪苓 寒水石	清暑解热 化气利湿	暑湿证。症见发热头痛，烦渴引饮，小便不利，及霍乱吐泻
清暑益气汤	西洋参 石斛 麦冬 黄连 竹叶 荷梗 知母 粳米 甘草 西瓜翠衣	清暑益气 养阴生津	暑热气津两伤证。症见身热多汗，口渴心烦，小便短赤，体倦少气，精神不振，脉虚数

❓ 考点思考

1.祛暑剂与清热剂如何区别使用。

2.清暑益气汤与竹叶石膏汤在组成、功用及主治方面的异同点比较。

3.香薷饮、六一散、清络饮、桂苓甘露饮的组成、功用及主治。

第六章　温里剂

以温热药为主组成，具有温中祛寒、回阳救逆、温经通脉等作用，用于治疗里寒证的方剂统称为温里剂。系依《素问·至真要大论》"寒者热之""治寒以热"等原则确立。属"八法"之"温法"。

适应证：里寒证。

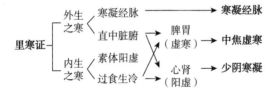

基本治法及分类

寒凝经脉 ➡ **温经散寒**
中焦虚寒 ➡ **温中祛寒**
少阴寒凝 ➡ **回阳救逆**

使用注意：①明确辨证。温里剂主治里寒证，病位在里，病性为寒，与表寒、里热等慎辨。②明辨真假。真热假寒者禁用。③三因制宜。夏季气候炎热或南方温热之地，应减少药量，中病即止，勿使过剂；素体阳虚之人，或时值冬季，或居于北方者，可重用。④酌情反佐。阴寒太盛，格阳于外，服热药呕吐者，可予热药冷服，或少佐寒凉之品，反佐为用。⑤应用禁忌。本类方剂辛燥温热，有伤阴动血之弊，素体阴虚或失血者慎用。

第一节 温中祛寒剂

温中祛寒剂适用于中焦虚寒证。症见脘腹疼痛，食欲不振，呕吐下利，四肢不温，口淡不渴，舌淡苔白滑，脉沉细或沉迟等。组方配伍常以温中祛寒药，如干姜、吴茱萸、蜀椒等为主，依证配伍：①补气健脾药：如人参、白术、大枣、甘草等；②养血柔肝药：如当归、芍药等；③化浊和胃药：如半夏、生姜、砂仁等；④理气药：如陈皮、木香等。

重点方有理中丸、小建中汤等。

理中丸

（《伤寒论》）

[目标任务]

掌握其组成、功用及主治；理解主治"阳虚失血"的机制；熟悉其临床应用。培养临床运用理中丸的思维和能力。

[概要表析]

君	臣	佐	使	功用	主治
干姜	人参	白术	甘草	温中祛寒补气健脾	①脾胃虚寒证。症见脘腹疼痛，喜温喜按，呕吐下利，腹满不食，畏寒肢冷，口不渴，舌淡苔白润，脉沉细或沉迟无力。②阳虚失血证。③小儿慢惊，或病后多涎唾，或胸痹等属脾胃虚寒者

[临证提要]

（1）本方为治疗中焦脾胃虚寒证的基础方，具温中祛寒、补气健脾之功。

（2）本方为治疗"阳虚失血"的方剂之一。

[常用歌诀]

理中丸中君干姜，参术炙草温中阳，
呕利腹痛阴寒盛，中焦虚寒此方良。

[方证图导]

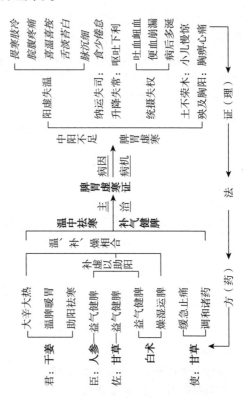

［配伍特点］

（1）温补兼施，以温为主，补以助温。

（2）健运并行，补中运脾，体用同复。

［用方指征］

本方为治疗中焦脾胃虚寒证的基础方，临床以脘腹疼痛、呕吐便溏、畏寒肢冷、舌淡苔白润、脉沉细为主要指征。

［现代应用］

用于治疗急、慢性胃肠炎，胃及十二指肠溃疡，胃痉挛，胃下垂，胃扩张，慢性结肠炎等属脾胃虚寒证者。

［随证加减］

若阳虚寒甚者，加附子、肉桂，即桂附理中汤；脘腹胀满者，加枳实、茯苓，即枳实理中汤；呕吐甚者，可加生姜、半夏；下利甚者，可加茯苓、泽泻；阳虚失血者，可将干姜易为炮姜，加艾叶、阿胶；胸痹者，可加薤白、桂枝；唾涎沫者，加益智仁、山药；兼风寒表证者，加桂枝，即桂枝人参汤。

小建中汤
(《伤寒论》)

[目标任务]

掌握其组成、功用、主治及由桂枝汤如何演变而来；理解本方"建中"的治疗策略。培养临床运用小建中汤的思维和能力。

[概要表析]

君	臣	佐	使	功用	主治
胶饴	桂枝 芍药	大枣 生姜	甘草	温中补虚和里缓急	原方治虚劳里急证。症见腹中拘急疼痛，喜温喜按，神疲乏力，虚怯少气；或心中悸动，虚烦不宁，面色无华；或手足烦热，咽干口燥。舌淡苔白，脉细弦

[临证提要]

（1）本方为治疗中焦虚寒，肝脾失调，阴阳不和证的常用方，具温中补虚、和里缓急之功，由桂枝汤倍芍药，重加饴糖而成。

（2）方遵"求阴阳之和者，必于中气；求中气之立者，必以建中也"之意，故以"建中"名之。

[常用歌诀]

小建中本桂枝汤，倍用芍药加饴糖，
温中补虚缓里急，虚劳腹痛服之康。

[方证图导]

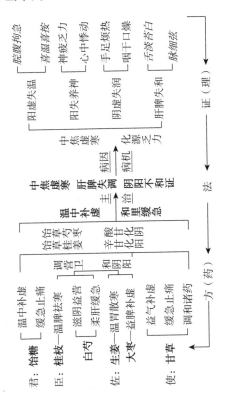

君：饴糖 — 温中补虚、缓急止痛

臣：桂枝 — 温脾祛寒
　　白芍 — 滋阴益营、柔肝缓急

佐：生姜 — 温胃散寒
　　大枣 — 益脾补虚

使：甘草 — 益气补虚、缓急止痛、调和诸药

饴糖芍桂姜枣　调营卫
饴糖草芍　和阴阳

辛甘化阳
酸甘化阴

温中补虚　和里缓急

中焦虚寒　肝脾失调　阴阳不和证

病因　中焦虚寒　肝脾失调 → 化源乏力

病机

阳虚失温 — 脘腹拘急、喜温喜按
阳失养神 — 神疲乏力、心中悸动
阴虚失润 — 手足烦热、咽干口燥
肝脾失和 — 舌淡苔白、脉细密

证（理）　　法　　方（药）

[用方指征]

本方既是温中补虚、缓急止痛之剂，又为温中补虚、调和阴阳之常用方。临床以腹中拘急疼痛、喜温喜按、舌淡苔白、脉细弦为主要指征。

[现代应用]

用于治疗胃及十二指肠溃疡、慢性胃炎、再生障碍性贫血、神经衰弱、慢性肝炎、功能性发热等属中焦虚寒证者。

[随证加减]

气虚者加黄芪，即建中汤；血虚者，可加当归，即当归建中汤；中焦寒重者，可加干姜、蜀椒；便溏者，可加白术、茯苓。

第二节　回阳救逆剂

回阳救逆剂适用于阳气衰微、阴寒内盛，甚或阴盛格阳、戴阳之重证。症见四肢逆冷、恶寒蜷卧、精神萎靡、下利清谷，甚则大汗淋漓，脉微细或欲绝等。组方配伍常以大辛大热之附子、干姜等为主，依证配伍：①补气药，如黄芪、人参、白术、甘草；②敛汗固脱药，如五味子、龙骨、牡蛎等。

重点方有四逆汤等。

四逆汤
(《伤寒论》)

[目标任务]

掌握其组成、功用及主治；理解本方主治"四逆"的特点及机制。培养临床运用四逆汤的思维和能力。

[概要表析]

君	臣	佐	使	功用	主治
附子	干姜	甘草		回阳救逆	心肾阳衰寒厥证。症见四肢厥逆，恶寒蜷卧，神衰欲寐，腹痛下利，呕吐不渴，面色苍白，舌苔白滑，脉微细

[临证提要]

（1）本方为治疗少阴心肾阳衰寒厥证的基础方，具回阳救逆之功。

（2）本方所治"四肢厥逆"为心肾阳衰所致，其特点为冷过肘膝，越按越冷。

（3）方中甘草虽为佐使药，但作用具体，意义重大。

[常用歌诀]

四逆汤用附草姜，四肢厥冷急煎尝，
脉微吐利阴寒盛，回阳救逆第一方。

[方证图导]

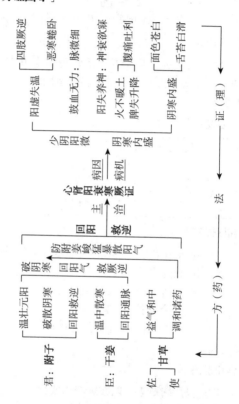

[配伍特点]

(1)附子、干姜同用，温阳气，破阴寒，即"附子无姜则不热"。

(2)甘草巧用，缓峻力，稳长效。

[用方指征]

本方为治疗回阳救逆的基础方。临床以四肢厥逆、神衰欲寐、面色苍白、舌淡苔白、脉微细为主要指征。

[现代应用]

用于治疗心肌梗死，心力衰竭，急性胃肠炎吐、泻过多，或某些急症大汗而见休克属阳衰阴盛者。亦用于久泻不止、水肿、带下等属于脾肾阳虚证者。

[随证加减]

阳衰寒甚者，重用附子、干姜，名通脉四逆汤；气阴大伤者，加人参，即四逆加人参汤；体虚脉弱者，加红参（党参）、黄芪；脾气不足者，加焦白术、炒山药等。

第三节　温经散寒剂

温经散寒剂适用于寒凝经脉证。症见手足厥寒，或肢体痹痛，或发为阴疽等症。组方配伍常以温经散寒药，如桂枝、细辛、炮姜等为主，依证配伍：①养血和血药，如当归、白芍、熟地等；②补气药，如黄芪、党参等；③温化寒痰药，如白芥子、半夏、天南星等；④活血化瘀药，如桃仁、红花等；⑤通利经脉药，如通草等。

重点方有当归四逆汤等。

当归四逆汤

（《伤寒论》）

[目标任务]

掌握其组成、功用及主治；理解本方主治"四逆"的特点及机制。培养临床运用当归四逆汤的思维和能力。

[概要表析]

君	臣	佐	使	功用	主治
当归 桂枝	芍药 细辛	通草 大枣 甘草	甘草	温经 散寒 养血 通脉	血虚寒厥证。症见手足厥寒，或腰、股、腿、足、肩臂疼痛，或麻木，口不渴，舌淡苔白，脉沉细或细而欲绝

[临证提要]

（1）本方为治疗血虚寒厥证的常用方，具温经散寒、养血通脉之功。

（2）本方所治"手足厥寒"为营血虚弱、寒凝经脉、血行不畅所致，其特点为仅指趾至腕踝不温，且伴腰、股、腿、足、肩、臂疼痛，即"冷、痛"两方面。

（3）本方由桂枝汤去生姜，倍大枣，加当归、细辛、通草组成。

[常用歌诀]

当归四逆用桂芍，细辛通草甘大枣，
养血温经通脉利，血虚寒厥服之效。

[方证图导]

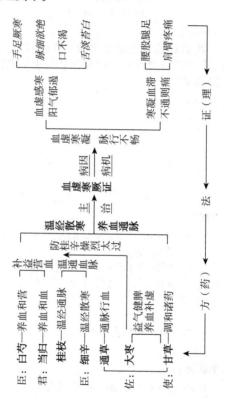

[用方指征]

本方为治疗温经散寒、养血通脉的常用方，临床以手足厥寒、舌淡、脉细欲绝为主要指征。

[现代应用]

用于治疗血栓闭塞性脉管炎、无脉症、雷诺病、妇女痛经、冻疮、风湿性关节炎、肩周炎等属血虚寒凝者。

[随证加减]

若兼见颠顶头痛、呕吐清水涎沫，可加吴茱萸、生姜以暖肝温胃、降逆止呕，即当归四逆加吴茱萸生姜汤；血虚寒凝之腰、股、腿、足痛甚者，加独活、川续断、牛膝、鸡血藤等以活血止痛、强筋健骨。

[类方比较]

四逆散、四逆汤、当归四逆汤所治"四逆"比较

方名 比较	四逆散	四逆汤	当归四逆汤
四逆病机	邪遏阳气	阳衰阴盛	血虚寒凝，脉行不畅
四逆程度	指趾不温，按之则温	冷过肘膝，越按越冷	指趾至腕踝不温
伴随症状	身热，脉弦	恶寒蜷卧，神衰欲寐	肢体疼痛，舌淡

他方概要

方名	组成	功用	主治
吴茱萸汤	吴茱萸 生姜 人参 大枣	温中补虚 降逆止呕	中焦虚寒，浊阴上逆证。症见食谷欲呕，畏寒喜热，或胃脘痛，吞酸嘈杂；或厥阴头痛，干呕吐涎沫；或少阴吐利，手足厥冷，烦躁欲死
大建中汤	蜀椒 干姜 人参	温中补虚 缓急止痛	中阳虚衰，阴寒内盛之脘腹疼痛。症见心胸中大寒痛，呕不能食，腹中寒，上冲皮起，出见有头足，上下痛而不可触近，舌苔白滑，脉细沉紧，甚则肢厥脉伏
回阳救急汤	附子 干姜 人参 甘草 白术 肉桂 陈皮 半夏 茯苓 生姜 五味子	回阳固脱 益气生脉	寒邪直中三阴，真阳衰微证。症见四肢厥冷，神衰欲寐，恶寒蜷卧，吐泻腹痛，口不渴，甚则身寒战栗，或指甲、口唇青紫，或吐涎沫，舌淡苔白，脉沉微，甚或无脉

续表

方名	组成	功用	主治
黄芪桂枝五物汤	黄芪 芍药 桂枝 生姜 大枣	益气温经和血通痹	血痹。症见肌肤麻木不仁，微恶风寒，舌淡，脉微涩而紧
暖肝煎	当归 茯苓 茴香 肉桂 乌药 生姜 沉香（或木香）枸杞子	温补肝肾行气止痛	肝肾不足，寒滞肝脉证。症见睾丸冷痛，或小腹疼痛，疝气痛，畏寒喜暖，舌淡苔白，脉沉迟

❓ 考点思考

1.理中丸的主治及组方配伍意义。

2.小建中汤与桂枝汤在组成、功用、主治及立法方面的异同点。

3.四逆散、四逆汤及当归四逆汤在组成、功用、主治及病机方面的异同点。

4.在桂枝汤的剂量基础上，小建中汤倍芍药、吴茱萸汤倍生姜、当归四逆汤倍大枣的机制。

5.吴茱萸汤、黄芪桂枝五物汤、暖肝煎的组成、功用及主治。

6.熟悉大建中汤、回阳救急汤的基本配伍及意义。

第七章 表里双解剂

以表里同治、内外分解等作用为主，用于治疗表里同病的方剂，统称为表里双解剂。

适应证：表里双解剂适用于表证未解，又见里证，或原有宿疾，复感表邪，出现表证与里证同时并见的证候。

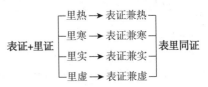

基本治法及分类

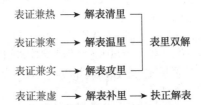

使用注意：表里双解剂之使用，首先是有

邪气在表，而里证又急之证候；其次，要辨别
表证与里证的寒、热、虚、实属性，并据表证
与里证的轻重主次，权衡表药与里药之配伍比
例，以免太过或不及之弊。

[方证概要]

方名	组成	功用	主治
葛根芩连汤	葛根 甘草 黄芩 黄连	解表清里	表证未解，邪热入里证。症见身热，下利臭秽，胸脘烦热，口干作渴，喘而汗出，舌红苔黄，脉数或促
五积散	苍术 桔梗 枳壳 陈皮 芍药 白芷 川芎 川归 甘草 肉桂 茯苓 半夏 厚朴 干姜 麻黄 生姜	发表温里顺气化痰活血消积	外感风寒，内伤生冷证。症见身热无汗，头痛身疼，项背拘急，胸满恶食，呕吐腹痛，以及妇女血气不和，心腹疼痛，月经不调
大柴胡汤	柴胡 黄芩 芍药 半夏 枳实 大黄 大枣 生姜	和解少阳内泻热结	少阳阳明合病。症见往来寒热，胸胁苦满，呕不止，郁郁微烦，心下痞硬，或心下急痛，大便不解或协热下利，舌苔黄，脉弦数有力

续表

方名	组成	功用	主治
防风通圣散	防风 川芎 当归 芍药 大黄 薄荷 麻黄 连翘 芒硝 石膏 黄芩 桔梗 滑石 甘草 荆芥 白术 栀子 生姜	疏风解表 泻热通便	风热壅盛，表里俱实证。症见憎寒壮热，头目昏眩，目赤睛痛，口苦而干，咽喉不利，胸膈痞闷，咳呕喘满，涕唾稠黏，大便秘结，小便赤涩，舌苔黄腻，脉数有力。并治疮疡肿毒，肠风痔漏，鼻赤，瘾疹等
疏凿饮子	泽泻 商陆 椒目 羌活 木通 秦艽 槟榔 生姜 茯苓皮 赤小豆 大腹皮	泻下逐水 疏风消肿	阳水。症见遍身水肿，喘呼气急，烦躁口渴，二便不利，脉沉实

❓考点思考

1. 葛根芩连汤的组成、功用、主治及与芍药汤、白头翁汤的异同点比较。

2. 大柴胡汤去人参、甘草，而加重生姜用量的配伍意义。

3.防风通圣散集"汗、清、下、补"四法于一方的配伍特点。

4.五积散、疏凿饮子的基本配伍意义。

第八章　补益剂

以补益药为主组成，具有补养人体气、血、阴、阳等作用，用于治疗各种虚证的方剂统称为补益剂。系依《内经·素问》"虚者补之""损者益之""形不足者，温之以气；精不足者，补之以味"等原则确立。属"八法"之"补法"。

适应证：各种虚证（包括气、血、阴、阳等）。

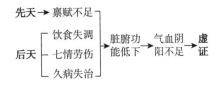

基本治法与分类

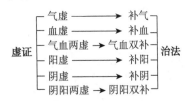

常用补益方法:

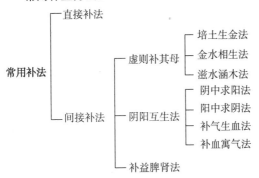

使用注意: ①明确真假。"至虚有盛候,大实有羸状"。补益剂适用于真虚证,若真实假虚者,误用补益剂,则实者更实。②准确定位。气、血、阴、阳之虚要定位在具体的脏腑,如心血虚则养心血,肾阴亏则滋肾阴等。③醒脾资运。补益剂多为滋腻壅滞之品,易碍胃气,在应用时可酌加健脾和胃、理气醒脾之品,以资运化。④注意煎服。补益剂应文火久煎,且以空腹或饭前服用为佳。急症则不拘此限。

第一节 补气剂

补气剂适用于脾肺气虚证。症见倦怠乏力，少气懒言，语声低微，动则气喘，食少便溏，面色萎白，舌淡苔白，脉虚弱，甚或虚热自汗，脱肛，子宫脱垂等。组方配伍常以补气药，如人参、黄芪、白术、党参、甘草等为主，依证配伍：①芳香行气药，如陈皮、木香、砂仁等，以使补而不滞；②升阳举陷药，如升麻、柴胡等，以使气足而举坚；③利水渗湿药，如茯苓、薏苡仁、白扁豆等，以除气虚脾弱之湿滞；④养血寓气药，如当归等，使血充而气有根。

重点方有四君子汤、参苓白术散、补中益气汤等。

四君子汤

(《太平惠民和剂局方》)

[目标任务]

掌握其组成、功用、主治及常见衍化附方；熟悉其临床应用及常见随证加减；了解脾胃气虚与脾胃虚寒的治法异同点。培养临床运用四君子汤的思维和能力。

[概要表析]

君	臣	佐	使	功用	主治
人参	白术	茯苓	甘草	益气健脾	脾胃气虚证。症见面色萎白，语声低微，神疲乏力，食少或便溏，舌质淡，脉细缓

[临证提要]

（1）本方为治疗脾胃气虚的代表方，亦为补气的基础方，具补气健脾之功。

（2）本方与常见的三首附方：异功散（四君子汤加陈皮）、六君子汤（四君子汤加陈皮、半夏）、香砂六君子汤（四君子汤加陈皮、半夏、木香、砂仁）在临床上辨证加减应用甚广。

[常用歌诀]

四君子汤中和义，参术茯苓甘草比，
脾胃气虚最相宜，补气健脾基础剂。

[**方证图导**]

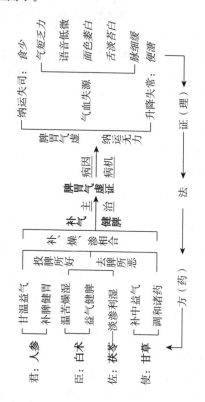

[用方指征]

　　本方为治疗脾胃气虚证的常用方，亦为补气之基础方，临床以面萎纳差、气短乏力、舌淡苔白、脉虚弱为主要指征。

[现代应用]

　　用于治疗慢性胃炎、胃及十二指肠溃疡等消化系统疾病及冠心病、妊娠胎动不安、慢性肾炎、小儿低热等属脾胃气虚证者。

[类方比较]

四君子汤与理中丸异同点比较

方名比较		四君子汤	理中丸
组成	同	人参　白术　炙甘草	
	异	茯苓	干姜
功用	同	补益脾胃	
	异	益气健脾	温中祛寒
主治	同	脾胃虚弱。症见食少，舌淡苔白，脉弱等	
	异	脾胃气虚证。症见面色㿠白，神疲乏力，语音低微，脉虚缓	脾胃虚寒证。症见腹痛，喜温喜按，呕吐便溏，畏寒肢冷，脉沉迟

参苓白术散
（《太平惠民和剂局方》）

[目标任务]

掌握其组成、功用、主治及"培土生金"治法；熟悉其临床应用及常见随证加减。培养临床运用参苓白术散的思维和能力。

[概要表析]

君	臣	佐	使	功用	主治
人参 白术 茯苓	莲子 薏仁 扁豆 山药	砂仁 桔梗	甘草	益气 健脾 渗湿 止泻	脾虚湿盛证。症见饮食不化，胸脘痞闷，肠鸣泄泻，四肢乏力，形体消瘦，面色萎黄，舌淡苔白腻，脉虚缓。亦可用治肺脾气虚、痰湿咳嗽

[临证提要]

（1）本方为健脾渗湿止泻的常用方，具补气健脾、渗湿止泻之功。

（2）本方组成中含有四君子汤的组成药物。

（3）本方益脾气、实肺气，体现了"培土生金"治法。

[常用歌诀]

参苓白术扁豆陈，山药甘莲砂薏仁，
桔梗上浮兼保肺，枣汤调服益脾神。

[方证图导]

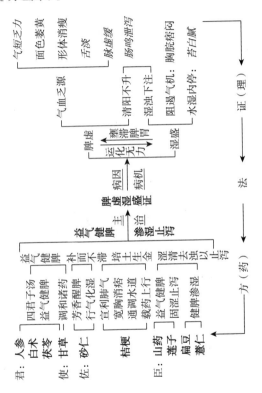

[配伍特点]

（1）补中有行，通中有涩。

（2）药力平和，温而不燥。

[用方指征]

本方为治疗脾虚湿盛泄泻及体现"培土生金"（补脾气以盛肺气）治法的常用方剂，临床以泄泻、舌苔白腻、脉虚缓为主要指征。

[现代应用]

用于治疗慢性胃肠炎、贫血、慢性肾炎、慢性支气管炎及妇女带下病等属脾虚湿盛证者。

[随证加减]

兼里寒而腹痛者，可加干姜、肉桂以温中祛寒止痛；纳差食少者可加焦三仙以消食和胃；慢性肝炎兼肝郁者合四逆散、金铃子散，兼热郁者加白花蛇舌草、连翘；妇人白带、经行腹泻者，加车前子、苍术、黄芪。

[趣味方歌]

森林白猪一连人，草山寻找扁豆根——参苓白术薏莲仁，草山一枣扁豆梗

补中益气汤

（《内外伤辨惑论》）

[目标任务]

掌握其组成、功用、主治及"气虚发热"的机制和治法；熟悉其临床应用。培养临床运用补中益气汤的思维和能力。

[概要表析]

君	臣	佐	使	功用	主治
黄芪	人参 白术 甘草	当归 橘皮	升麻 柴胡	补中益气 升阳举陷	①脾胃气虚证。②气虚下陷证。症见脱肛，子宫脱垂，阴挺，久泻久痢，崩漏等。③气虚发热证。症见身热自汗，渴喜热饮，气短乏力，脉虚大无力

[临证提要]

（1）本方为治疗气虚发热、脾虚气陷的代表方，具补中益气、升阳举陷之功。

（2）本方针对气虚发热证体现了"甘温除热"大法。

[常用歌诀]

补中益气参芪术，炙草升柴归陈助，
清阳下陷能升举，气虚发热甘温除。

[方证图导]

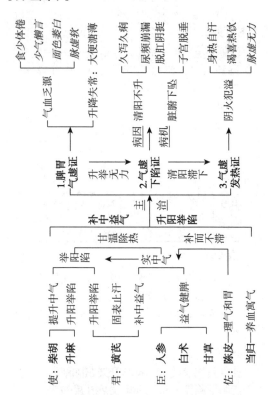

[配伍特点]

（1）补中寓升，标本兼顾。

（2）补中兼行，补而不滞。

（3）补血寓气，气血并补。

[用方指征]

本方为补气升阳，甘温除热的代表方，临床以清阳不升或中气下陷之症，或长期发热伴见体倦乏力、面色萎黄、舌淡脉弱为主要指征。

[现代应用]

用于治疗内脏下垂、久泻、久痢、脱肛、重症肌无力，妇科之子宫脱垂、妊娠及产后癃闭、胎动不安、月经过多，眼科之眼睑下垂、麻痹性斜视等属脾胃气虚、清阳不升或中气下陷证者。

[随证加减]

若兼腹中痛者，加白芍以柔肝止痛；若头痛者，加蔓荆子、川芎；兼气滞者，加木香、枳壳以理气解郁。用于虚人感冒，可加紫苏叶少许以增辛散之力。

第二节 补血剂

补血剂适用于血虚证。症见面色无华，头晕眼花，唇甲色淡，心悸失眠，舌淡，脉细，或妇女月经不调，量少色淡，或经闭不行等。组方配伍常以补血药如熟地、当归、芍药、桂圆、阿胶等为主，依证配伍：①补气药，如人参、黄芪、甘草等，以补气生血；②理血药，如川芎、红花、当归等，使补血而不滞血；③理气药，如陈皮、木香、砂仁等，使气行则血行。

重点方有四物汤、当归补血汤、归脾汤等。

四物汤

（《仙授理伤续断秘方》）

［目标任务］

掌握其组成、功用、主治及常见附方与随证加减。培养临床运用四物汤的思维和能力。

［概要表析］

君	臣	佐	功用	主治
熟地	当归	川芎白芍	补血和血	营血虚滞证。症见头晕目眩，心悸失眠，面色无华，或妇人月经不调，量少或经闭不行，脐腹作痛，舌淡，脉细弦或细涩

［临证提要］

（1）本方为补血调血的基础方，亦为妇科调经的常用方，具补血和血之功。

（2）本方随各药剂量的变化而功用有别，能补、能行、能润、能敛，正所谓"血家百病此方通"。

［常用歌诀］

四物熟地归芍芎，血家百病此方通，
营血虚滞诸多证，加减变化在其中。

[方证图导]

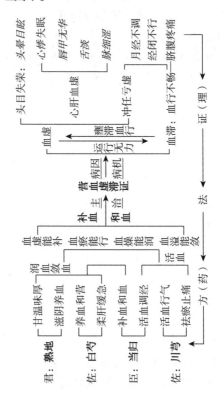

〔配伍特点〕

（1）补血与活血并用，补血不滞血，活血不伤血。

（2）滋腻与辛散并用，行血而不燥，止血而不腻。

〔用方指征〕

本方为补血的基础方，也是调经的常用方，临床以头晕心悸、面色无华、舌淡、脉细为主要指征。

〔现代应用〕

用于治疗妇女月经不调、胎产疾病及骨伤科疾病、过敏性紫癜、神经性头痛、荨麻疹等慢性皮肤病等属营血虚滞证者。

〔随证加减〕

兼气虚者，加人参、黄芪以补气生血；以瘀血为主者，加桃仁、红花，白芍易赤芍（即桃红四物汤）；血虚有寒者，加肉桂、炮姜、吴茱萸以温通血脉；血虚有热者，加黄芩、牡丹皮，熟地易生地，以清热凉血；妊娠胎漏者，加阿胶、艾叶以止血安胎。

当归补血汤

(《内外伤辨惑论》)

[目标任务]

掌握其组成、功用、主治及补气生血的配伍结构；理解"血虚发热"的机制及本方"甘温除大热"的治法；熟悉其临床应用。培养临床运用当归补血汤的思维和能力。

[概要表析]

君	臣	功用	主治
黄芪	当归	补气生血	血虚发热证。症见肌热面赤，烦渴欲饮，脉洪大而虚，重按无力。亦治妇人经期、产后血虚发热头痛，或疮疡溃后，久不愈合

[临证提要]

（1）本方为治疗血虚发热证的代表方，具补气生血之功。

（2）本方体现了补气生血法，亦体现了"甘温除热"法。

（3）方中黄芪与当归的剂量比为5：1。

（4）方中黄芪的作用是大补肺脾、补气生血、益气固阳。

（5）本方证"证像白虎"，但虚实有别，本质甚远。

[**常用歌诀**]

当归补血君黄芪，芪归用量五比一，
补气生血代表剂，血虚发热此方宜。

[方证图导]

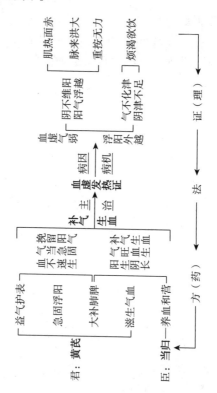

［配伍特点］

（1）补气以生血。

（2）甘温除大热。

［用方指征］

本方为补气生血之常用方，也是体现李东垣"甘温除热"治法的代表方。临床以肌热面赤、渴喜热饮、脉大而虚、重按无力为主要指征。

［现代应用］

用于治疗妇人经期、产后血虚发热等属血虚阳浮者，以及各种贫血、过敏性紫癜、疮疡久溃不愈等属气血虚弱者。

［随证加减］

血虚而无阳浮发热者，黄芪量宜减；妇人经期或产后感冒发热头痛者，可加葱白、豆豉、生姜以疏风解表；疮疡久溃不愈，气血两虚而又余毒未尽者，可加金银花、甘草以清热解毒。

［使用注意］

（1）本方亦治妇人经期、产后血虚发热头痛。

（2）阴虚潮热者，慎用本方。

归脾汤
(《正体类要》)

[目标任务]

掌握其组成、功用、主治；熟悉其临床应用及常用随证加减。培养临床运用归脾汤的思维和能力。

[概要表析]

君	臣	佐	使	功用	主治
黄芪龙眼	人参白术当归枣仁	木香生姜大枣茯神远志	甘草	益气补血健脾养心	①心脾气血两虚证。症见心悸怔忡，健忘失眠，盗汗虚热，食少体倦，面色萎黄，舌淡，苔薄白，脉细弱。②脾不统血证。症见便血，皮下紫癜，崩漏，月经超前

[临证提要]

本方为补脾气、养心血的常用方，亦为治疗脾失统血的常用方，具益气补血、健脾养心之功，但重在益气健脾，以复"后天之本""气血生化之源"之用，故名"归脾汤"。

[常用歌诀]

归脾汤用术参芪，归草茯神远志齐，
酸枣木香龙眼肉，煎加姜枣益心脾。

[方证图导]

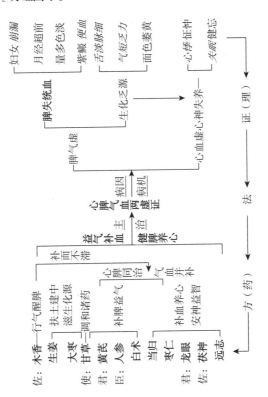

[配伍特点]

（1）心脾同治，重在治脾。

（2）气血并补，重在补气。

（3）动静结合，补而不滞。

[用方指征]

本方为治疗心脾气血两虚证及脾不统血证的常用方，临床以心悸失眠、体倦食少、便血或崩漏、舌淡、脉细弱为主要指征。

[现代应用]

用于治疗胃及十二指肠溃疡出血、功能性子宫出血、血小板减少性紫癜、再生障碍性贫血、神经衰弱或心脏病等属心脾气血两虚及脾不统血证者。

[随证加减]

崩漏下血偏寒者，可加艾叶炭、炮姜炭以温经止血；偏热者，宜加生地炭、阿胶珠、棕榈炭以清热止血。围绝经期综合征者，加龙骨、牡蛎；神经衰弱者，加合欢皮、白芍、川芎、熟地。

第三节　气血双补剂

气血双补剂适用于气血两虚证。症见面色无华，少气懒言，食少倦怠，头晕眼花，心悸怔忡，舌淡，脉虚细等。组方配伍常以补气药，如黄芪、人参、党参、白术等，与补血药，如熟地、当归、龙眼肉等共同组方，依证配伍：①芳香行气药，如陈皮、木香等，以使补而不滞；②宁心安神药，如酸枣仁、远志、茯神等，以使血充而神安；③扶土建中药，如生姜、大枣、甘草等，以使气血生化有源。

代表方有八珍汤等。

第四节　补阴剂

补阴剂适用于阴精不足证。症见形体消瘦，头晕耳鸣，潮热颧红，五心烦热，盗汗失眠，腰酸遗精，咳嗽咯血，口燥咽干，舌红少苔，脉细数等。组方配伍常以补阴填精药如熟地、麦冬、龟甲、白芍、百合等为主，依证配伍：①坚阴清热药，如黄柏、知母、牡丹皮等，以清虚热；②渗湿泻浊药，如泽泻、茯苓等，以泻助补。

重点方有六味地黄丸、炙甘草汤、大补阴丸、一贯煎等。

六味地黄丸
(《小儿药证直诀》)

[目标任务]

掌握其组成、功用、主治及配伍特点；熟悉其临床应用、常用附方及随证加减。培养临床运用六味地黄丸的思维和能力。

[概要表析]

君	臣	佐	功用	主治
熟地	山茱萸 山药	泽泻 丹皮 茯苓	滋阴补肾 填精益髓	肾阴精虚证。症见腰膝酸软，头目眩晕，耳鸣耳聋，盗汗，遗精，骨蒸潮热，手足心热，口燥咽干，或消渴，或虚火牙痛，牙齿动摇，或足跟痛或小便淋沥以及小儿囟门迟闭，舌红少苔，脉沉细数

[临证提要]

本方为滋肾填精的基础方，具滋阴补肾、益髓填精之功，原治小儿"五迟症"，后广泛用于肾阴精不足之证。

[常用歌诀]

六味地黄益肾肝，萸肉山药泻茯丹，
阴虚火旺加知柏，养阴明目益枸菊，
喘嗽都气五味添，肺肾阴虚麦味衔。

[方证图导]

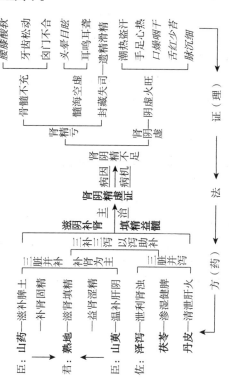

[配伍特点]

（1）肝、脾、肾三阴并补，补肾为主。

（2）三补三泻，以泻助补。

[用方指征]

本方为治疗肾阴精亏虚的基础方，临床以腰膝酸软、头晕目眩、口燥咽干、舌红少苔、脉沉细数为主要指征。

[现代应用]

用于治疗慢性肾炎、更年期综合征、高血压病、糖尿病、甲状腺功能亢进症、无排卵性功能性子宫出血等属肾阴不足为主者。

[随证加减]

阴虚而火旺者，加知母、黄柏等以增强清热降火之功；有腹胀纳差者，加焦白术、砂仁、陈皮等健脾和胃，以免碍气滞脾。

[趣味方歌]

地八（八两）山山四（四两），泽泻茯丹三（三两）。

炙甘草汤（复脉汤）

（《伤寒论》）

[**目标任务**]

掌握其组成、功用及主治；掌握"伤寒脉结代、心动悸"的机制及治法；熟悉其临床应用及常用随证加减。培养临床运用炙甘草汤的思维和能力。

[**概要表析**]

君	臣	佐	使	功用	主治
生地	甘草桂枝麦冬	生姜人参阿胶麻仁大枣	清酒	滋阴养血益气温阳复脉定悸	阴血不足，阳气虚弱，心脉失养证。症见脉结代，心动悸，虚羸少气，舌光少苔

[**临证提要**]

（1）本方为治疗"伤寒脉结代、心动悸"的经方，亦为气血阴阳并补的代表方，具滋阴养血、益气温阳、复脉定悸之功。

（2）方中重用生地达50g之多，炙甘草达12g。

（3）本方亦治虚劳肺痿。

[**常用歌诀**]

炙甘草汤参桂姜，麦冬生地麻仁镶，
阿胶大枣酒煎汤，结代心悸肺痿疗。

[方证图导]

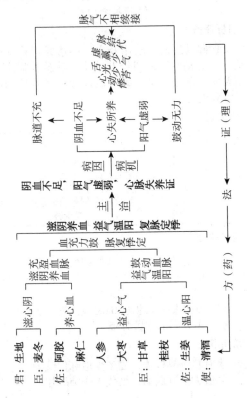

[配伍特点]

（1）气血阴阳并补。

（2）动静结合，补而不滞，行而不燥。

[用方指征]

本方为阴阳气血并补之剂。临床以脉结代、心动悸、虚羸少气、舌光少苔为主要指征。

[现代应用]

用于治疗功能性心律不齐、冠心病、风湿性心脏病、病毒性心肌炎、甲状腺功能亢进症等而有心悸、气短、脉结代等属心阴阳气血俱虚证者。

[随证加减]

阴血虚甚，舌光而萎者，生地易熟地，以增强滋阴补血之力；失眠者，可加酸枣仁、柏子仁以养心安神；惊悸者，可加龙骨、磁石以重镇安神；虚劳肺痿，阴伤肺燥甚者，宜酌减桂枝、生姜、清酒之剂量或不用，以防温燥更伤阴。

[使用注意]

本方用药偏温，阳虚内热者慎用。

大补阴丸

(《丹溪心法》)

[目标任务]

掌握其组成、功用、主治；熟悉其临床应用及随证加减。培养临床运用大补阴丸的思维和能力。

[概要表析]

君	臣	佐	功用	主治
熟地 龟甲	黄柏 知母	猪髓 蜂蜜	滋阴 降火	阴虚火旺证。症见骨蒸潮热，盗汗遗精，咳嗽咯血，心烦易怒，足膝疼热，舌红少苔，尺脉数而有力

[临证提要]

本方为治疗阴虚火旺证的常用方，亦为体现朱丹溪补阴派"阴常不足，阳常有余"学术思想的代表方，同时亦为滋阴降火治法的代表方，具滋阴降火之功。

[常用歌诀]

大补阴丸知柏黄，龟甲脊髓蜜成方，
咳嗽咯血骨蒸热，阴虚火旺制亢阳。

[方证图导]

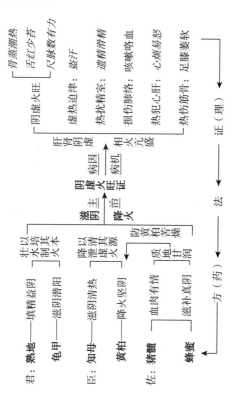

［**配伍特点**］

（1）滋阴降火。

（2）培本清源。

（3）标本兼顾。

［**用方指征**］

本方为滋阴降火治法的代表方。临床以骨蒸潮热、舌红少苔、尺脉数而有力为主要指征。

［**现代应用**］

用于治疗甲状腺功能亢进症、糖尿病、肺结核等属阴虚火旺者。

［**随证加减**］

阴虚较重者，可加天冬、麦冬以润燥养阴；阴虚盗汗者，可加地骨皮以退热除蒸；咯血、吐血者，可加仙鹤草、旱莲草、白茅根以凉血止血；遗精者，可加金樱子、芡实、桑螵蛸、山茱萸以固精止遗。

［**使用注意**］

脾胃虚弱、食少便溏，以及火热属于实证者不宜使用本方。

一贯煎

(《续名医类案》)

[目标任务]

掌握其组成、功用及主治；理解方中川楝子的功用；熟悉其临床应用及常见随证加减。培养临床运用一贯煎的思维和能力。

[概要表析]

君	臣	佐	功用	主治
生地	沙参 麦冬 当归 枸杞子	川楝子	滋阴 疏肝	肝肾阴虚，肝气郁滞证。症见胸脘胁痛，吞酸吐苦，咽干口燥，舌红少津，脉细弱或虚弦。亦治疝气瘕聚

[临证提要]

（1）本方主治肝肾阴虚，肝气郁滞证，为滋阴疏肝的代表方，具滋阴疏肝之功。

（2）全方配伍中，滋养肝木，滋水涵木，佐金平木，培土荣木，一理贯之，故名"一贯煎"。

（3）方中川楝子清泄肝热，疏泄肝气。

[常用歌诀]

一贯煎中生地黄，沙参归杞麦冬藏，
少佐川楝疏肝气，阴虚胁痛此方良。

[方证图导]

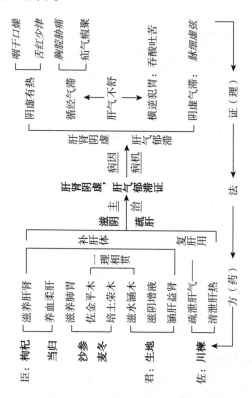

[用方指征]

本方为治疗阴虚肝郁而致胁脘疼痛的常用方，临床以胁肋隐痛、绵绵不休，吞酸吐苦，舌红少津，脉虚弦为主要指征。

[现代应用]

用于治疗慢性肝炎、慢性胃炎、胃及十二指肠溃疡、肋间神经痛、神经官能症等属阴虚肝郁者。

[类方比较]

逍遥散与一贯煎异同点比较

比较	方名	逍遥散	一贯煎
组成	同	当归	
	异	柴胡　白术　茯苓　芍药　炙甘草	沙参　麦冬　生地　枸杞子　川楝子
功用	同	补肝疏肝	
	异	健脾养血	滋养肝肾
主治	同	肝气不疏，两胁作痛	
	异	肝郁血虚脾弱证。症见神疲食少，头晕目眩，月经不调	肝肾阴虚，肝气不疏证。症见吞酸吐苦，疝气瘕聚

第五节 补阳剂

补阳剂适用于阳虚证。症见面色苍白，形寒肢冷，腰膝酸痛，下肢软弱无力，小便清长，或小便不利，尿后余沥，少腹拘急，男子阳痿早泄，女子宫寒不孕，舌淡苔白，脉沉细，尺部尤甚等。组方配伍常以补阳药，如附子、肉桂、巴戟天、肉苁蓉、淫羊藿、鹿角胶等为主，依证配伍：①补阴药，如熟地、山药、山茱萸，以达阴中求阳；②渗泻药，如茯苓、泽泻等，以泻助补。

重点方有肾气丸等。

肾气丸（八味肾气丸、崔氏八味丸）

（《金匮要略》）

[目标任务]

掌握其组成、功用、主治、配伍特点及"阴中求阳""少火生气"的治法。培养临床运用肾气丸的思维和能力。

[概要表析]

君	臣	佐	功用	主治
熟地	山药 桂枝 附子 山茱萸	泽泻 茯苓 丹皮	补肾 助阳 化生 肾气	肾阳气不足证。症见腰痛脚软，下半身常有冷感，少腹拘急，小便不利，或小便反多，入夜尤甚，阳痿早泄，舌淡而胖，脉虚弱，尺部沉细；以及痰饮，水肿，消渴，脚气，转胞等

[临证提要]

本方为补肾助阳的代表方，具补肾助阳、化生肾气之功。

[常用歌诀]

金匮肾气治肾虚，熟地怀药及山萸，
丹皮苓泽加桂附，水中生火在温煦。

[方证图导]

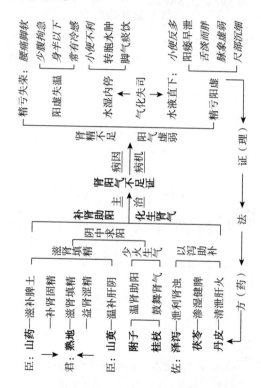

［配伍特点］

（1）阴中求阳。

（2）少火生气。

（3）以泻助补。

［用方指征］

本方为补肾助阳的常用方，临床以腰痛脚软、小便不利或反多、舌淡而胖、脉虚弱而尺部沉细为主要指征。

［现代应用］

用于治疗慢性肾炎、糖尿病、醛固酮增多症、性神经衰弱、肾上腺皮质功能减退、慢性支气管哮喘、甲状腺功能低下症、围绝经期综合征等属肾阳不足证者。

［随证加减］

方中干地黄、桂枝，现多改用熟地、肉桂；畏寒肢冷者，可加重桂枝、附子剂量；夜尿多者，可加五味子；若用于阳痿者，尚需加淫羊藿、补骨脂、巴戟天等以助壮阳起痿之力；用于痰饮咳喘者，加干姜、细辛、半夏以温肺化饮。

第六节 阴阳并补剂

阴阳并补剂适用于阴阳两虚证。症见头晕目眩，腰膝酸软，阳痿遗精，畏寒肢冷，潮热盗汗等。组方配伍常以补阴药，如熟地、麦冬、山茱萸、龟甲、枸杞子等，与补阳药，如附子、肉桂、肉苁蓉、淫羊藿、鹿角胶等共同组方，并依据阴阳亏虚的情况，分主次轻重遣药组方。

代表方如地黄饮子等。

地黄饮子主治喑痱，"喑"即舌强不能言，"痱"即足废不能行，其由下元虚损，虚阳上浮，痰浊上犯，壅滞窍道所致，治当滋肾阴、补肾阳、开窍化痰。

📑 他方概要

方名	组成	功用	主治
玉屏风散	防风 黄芪 白术	益气固表止汗	表虚自汗证。症见汗出恶风，面色㿠白，舌淡，苔薄白，脉浮虚。亦治虚人腠理不固，易感风邪

续表

方名	组成	功用	主治
生脉散	人参 麦冬 五味子	益气 生津 敛阴 止汗	①温热、暑热耗气伤阴证。症见汗多神疲，体倦乏力，气短懒言，咽干口渴，舌干红少苔，脉虚数。②久咳伤肺，气阴两虚证。症见干咳少痰，短气自汗，口干舌燥，脉虚细
人参蛤蚧散	蛤蚧 人参 茯苓 知母 贝母 生姜 甘草 杏仁 桑白皮	补肺 益肾 止咳 定喘	肺肾气虚，痰热咳喘证。症见咳嗽气喘，呼多吸少，声音低怯，痰稠色黄，或咳吐脓血，胸中烦热，身体羸瘦，或遍身浮肿，脉浮虚
八珍汤	人参 白术 茯苓 甘草 当归 川芎 白芍 熟地	益气 补血	气血两虚证。症见饮食减少，四肢倦怠，脾虚气弱，气短懒言，头晕目眩，心悸怔忡，血虚失养，面色苍白，或萎黄，舌淡苔白，脉细弱，或虚大无力
泰山磐石散	人参 黄芪 白术 甘草 当归 川芎 白芍 熟地 续断 糯米 黄芩 砂仁	益气 健脾 养血 安胎	堕胎、滑胎。症见胎动不安，或屡有堕胎宿疾，面色萎白，倦怠乏力，不思饮食，舌淡苔薄白，脉滑无力

续表

方名	组成	功用	主治
左归丸	熟地 山药 山萸 枸杞 川牛膝 菟丝子 龟甲胶 鹿角胶	滋阴补肾填精益髓	真阴不足证。症见头晕目眩，腰酸腿软，遗精滑泄，自汗盗汗，口燥舌干，舌红少苔，脉细
二至丸	女贞子 旱莲草	补肾养肝	肝肾阴虚，阴血不足证。症见五心烦热，潮热盗汗，咽干鼻燥，腰膝酸痛，头晕目眩，失眠健忘，须发早白，舌红苔少，脉细数
益胃汤	沙参 麦冬 冰糖 生地 玉竹	养阴益胃	胃阴不足证。症见饥不欲食，口干咽燥，大便干结，舌红少津，脉细数
右归丸	熟地 山药 山萸 杜仲 肉桂 当归 枸杞子 菟丝子 鹿角胶 附子	温补肾阳填精益髓	肾阳不足，命门火衰证。症见年老或久病气衰神疲，畏寒肢冷，腰膝软弱，阳痿遗精，或阳衰无子，或饮食减少，大便不实，或小便自遗，舌淡苔白，脉沉迟

续表

方名	组成	功用	主治
地黄饮子	石斛 麦冬 熟地 大枣 附子 肉桂 远志 茯苓 薄荷 生姜 山萸肉 肉苁蓉 巴戟天 石菖蒲 五味子	滋肾阴 补肾阳 开窍 化痰	喑痱。症见舌强不能言，足废不能行，口干不欲饮，足冷面赤，脉沉细弱
龟鹿二仙胶	人参 枸杞子 鹿角 龟甲	滋阴 填精 益气 壮阳	真元虚损，精血不足证。症见全身瘦削，阳痿遗精，两目昏花，腰膝酸软，久不孕育
七宝美髯丹	首乌 当归 茯苓 牛膝 枸杞子 菟丝子 补骨脂	补益 肝肾 乌发 壮骨	肝肾不足证。症见须发早白，脱发，齿牙动摇，腰膝酸软，梦遗滑精，肾虚不育等
补天大造丸	人参 黄芪 白术 当归 枣仁 远志 甘草 白芍 山药 茯苓 熟地 河车 鹿角 龟甲 枸杞子	补五脏 虚损	虚劳。症见气短乏力，食少神疲，心悸失眠，腰膝酸软，头晕目眩等

❓ 考点思考

1.四君子汤与理中丸在组成、功用、主治方面的异同点比较。

2.参苓白术散与补中益气汤在组成、功用、主治方面的异同点比较。

3.参苓白术散如何体现"培土生金"法，方中桔梗的功用为何。

4.补中益气汤主治有哪些，分别体现什么治法。

5.柴胡在四逆散、逍遥散、普济消毒饮及补中益气汤中的作用。

6.玉屏风散与生脉散的组成、主治及功用。

7.四物汤与逍遥散皆为妇科调经常用方，二方有何异同点。

8.当归补血汤、补中益气汤、小建中汤皆体现"甘温除热"治法，三方所治"热"的机制和配伍有何区别。

9.黄芪在当归补血汤、补中益气汤、玉屏风散中作用。

10.归脾汤的组成、功用、主治及配伍特点。

11.六味地黄丸的组成、功用、主治及配伍特点。

12.滋阴降火的代表方及其组成。

13.一贯煎与逍遥散皆为调肝疏肝之方，二者在组成、功用、主治方面有何异同点。

14.左归丸、右归丸在组成、功用、主治方面有何异同点。

15.补肾助阳的代表方及其配伍特点。

16.炙甘草汤的组成、功用、主治及配伍特点。

17.主治"伤寒脉结代、心动悸"的方剂及其病机。

18.主治"喑痱"的方剂及其基本病机、组成和功用。

19.人参蛤蚧散、泰山磐石散、二至丸、益胃汤、七宝美髯丹、补天大造丸的基本组方配伍。

第九章 固涩剂

以固涩药为主组成，具有收敛固涩作用，用于治疗气、血、精、津滑脱散失之证的方剂统称为固涩剂。系依《素问·至真要大论》"散者收之"的原则确立。属"十剂"之"涩剂"。

适应证：气、血、精、津滑脱散失之证（包括盗汗、自汗、久泻、久痢、久咳、遗尿、遗精、滑精、崩漏、带下病等）。

基本治法及分类

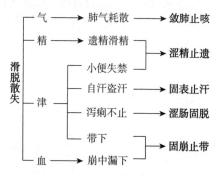

（1）固表止汗剂：适用于体虚卫表不固，及阴液不能内守之自汗、盗汗证。组方配伍常以收敛止汗药，如牡蛎、麻黄根、浮小麦等为主，依证配伍益气固表药等。代表方有牡蛎散等。

（2）敛肺止咳剂：适用于久咳肺虚，气阴耗伤证。组方配伍常以敛肺止咳药，如五味子、乌梅、罂粟壳等为主，依证配伍益气养阴药、降气化痰药等。代表方有九仙散等。

（3）涩肠固脱剂：适用于脾肾虚寒所致泻痢日久不止，滑脱不禁的病症。组方配伍常以涩肠止泻药如肉豆蔻、赤石脂、罂粟壳、乌梅等为主，依证配伍温补脾肾药、行血调气药等。重点方有真人养脏汤、四神丸等。

（4）涩精止遗剂：适用于肾虚封藏失职，精关不固所致的遗精滑精，或肾虚不摄，膀胱失约所致的尿频、遗尿等。组方配伍常以涩精止遗药如沙苑蒺藜、桑螵蛸、芡实、莲须、龙骨、牡蛎等为主，依证配伍：①肾阳不足者，配温肾药如乌药、杜仲、川续断等；②肾虚精亏者，配补肾填精药如熟地、山萸肉等；③心肾不交者，配交通心肾药如远志、合欢皮、石菖蒲等。代表方有金锁固精丸、桑螵蛸散等。

（5）固崩止带剂：适用于妇女崩中漏下，或带下淋漓不止等症。组方配伍常以固崩止带药如煅龙骨、煅牡蛎、海螵蛸等为主，依证配伍益气健脾药、滋补肝肾药、凉血止血药、利湿化浊药等。重点方有固冲汤等。

使用注意：①明辨虚实。固涩剂所致滑脱散失之证皆由正气亏虚，摄涩失司所致，属正虚无邪之证。凡热病多汗，热痢初起，食滞泄泻，实火扰动精室所致遗精、尿频、尿急，或湿热下注所致带下、崩漏等属实证者，均不在本类方剂治疗范围内。②辨清标本。固涩剂所治之证以正气亏虚为本，气、血、精、津滑脱散失为标，治当固涩与补益兼施，标本兼顾。若元气大虚，亡阳欲脱，大汗淋漓、小便失禁或崩中不止者，当急治其标，回阳固脱为先，然后再行补益，以治其本。

真人养脏汤（纯阳真人养脏汤）

《《太平惠民和剂局方》》

[**目标任务**]

掌握其组成、功用、主治及配伍特点；熟悉其常见临床应用及随证加减。培养临床运用真人养脏汤的思维和能力。

[**概要表析**]

君	臣	佐	使	功用	主治
罂粟壳	肉蔻诃子	人参白术白芍 当归肉桂木香	甘草	涩肠固脱温补脾肾	久泻久痢，脾肾虚寒证。症见大便滑脱不禁，甚则脱肛坠下，脐腹疼痛，喜温喜按，倦怠食少，舌淡苔白，脉沉迟细

[**临证提要**]

本方为治疗久泻久痢、脾肾虚寒之常用方，具涩肠固脱、温补脾肾之功，全方敛中有补，涩中寓行，脾肾兼顾，以脾为主。

[**趣味方歌**]

纯阳真人唆使穆桂英当草寇要人，可诛——纯阳真人唆使木桂罂当草蔻药人，诃术

[方证图导]

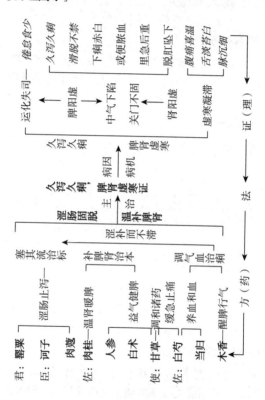

［**配伍特点**］

（1）标本兼治，重在治标。

（2）脾肾同调，补脾为主。

（3）涩中寓通，补而不滞。

（4）气血双补，以生化源。

［**用方指征**］

本方为治疗泻痢日久，脾肾虚寒的常用方，临床以大便滑脱不禁、腹痛喜温喜按、食少神疲、舌淡苔白、脉迟细为主要指征。

［**现代应用**］

用于治疗慢性肠炎、慢性结肠炎、肠结核、慢性痢疾、痢疾综合征等日久不愈属脾肾虚寒者。

［**随证加减**］

脾肾虚寒、手足不温者，可加附子以温肾暖脾；脱肛坠下者，加升麻、黄芪以益气升陷。

［**常用歌诀**］

真人养脏木香诃，当归肉蔻罂粟壳，
术芍桂参共甘草，脱肛久痢服之好。

四神丸
(《内科摘要》)

[目标任务]

掌握其组成、功用及主治；熟悉其常见临床应用及随证加减。培养临床运用四神丸的思维和能力。

[概要表析]

君	臣	佐	使	功用	主治
补骨脂	肉豆蔻	五味子 吴茱萸	生姜 大枣	温肾暖脾涩肠止泻	脾肾阳虚之五更泄。症见五更泄泻，不思饮食，或久泻不愈，脐腹疼痛，喜温喜按，神疲乏力，腰酸肢冷，舌淡，苔白，脉沉迟无力

[临证提要]

（1）本方为治疗肾泻、五更泻（鸡鸣泻）的代表方，具温肾暖脾、涩肠止泻之功。

（2）四神丸由二神丸（补骨脂、肉豆蔻）合五味子散（五味子、吴茱萸）组成，临床皆可作为药对使用。

（3）病虽在脾、肾，但升发少阳更利升清止泻，临床可据证施治。

[常用歌诀]

四神故纸吴茱萸，肉蔻五味四般齐，
大枣百枚姜八两，五更肾泻火衰宜。

[方证图导]

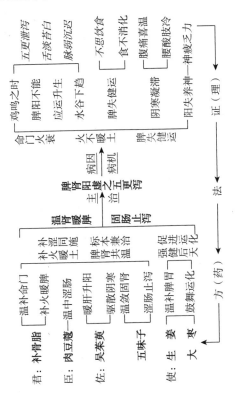

[用方指征]

本方为治疗命门火衰，火不暖土所致五更泄泻或久泻的常用方。临床以五更泄泻、不思饮食、舌淡苔白、脉沉迟无力为主要指征。

[随证加减]

本方合理中丸，可增强温中止泻之力。若腰酸肢冷较甚者，加附子、肉桂以增强温阳补肾之功。

[类方比较]

真人养脏汤与四神丸异同点比较

比较＼方名		真人养脏汤	四神丸
组成	同	肉豆蔻	
	异	罂粟壳 人参 当归 白术 白芍 肉桂 木香 诃子 甘草	补骨脂 大枣 吴茱萸 生姜 五味子
功用	同	温补脾肾，涩肠止泻	
	异	重在固涩兼健脾	重在温肾以暖脾
主治	同	脾肾虚寒之久泻，食少，舌淡苔白，脉沉迟等	
	异	脾肾虚寒，久泻久痢，大便滑脱不禁等	命门火衰，火不生土之五更泄泻

固冲汤

（《医学衷中参西录》）

[**目标任务**]

掌握其组成、功用、主治及配伍特点；熟悉其常见临床应用及随证加减。培养临床运用固冲汤的思维和能力。

[**概要表析**]

君	臣	佐	功用	主治
山茱萸	白术黄芪龙骨牡蛎	海螵蛸棕榈炭五倍子白芍茜草	固冲摄血益气健脾	脾肾虚弱，冲脉不固证。症见猝然血崩，或漏下不止，月经过多，色淡质稀，头晕肢冷，心悸气短，神疲乏力，腰膝酸软，舌淡，脉微弱

[**临证提要**]

（1）本方为治疗脾肾亏虚、冲脉不固之血崩、漏下的常用方，具固冲摄血、益气健脾之功。

（2）方中山萸肉、煅龙骨、煅牡蛎的组合为张锡纯收敛固摄的善用药对。

[**常用歌诀**]

固冲汤中芪术龙，牡蛎海蛸五倍同，
山萸棕炭芍茜草，益气止血崩漏好。

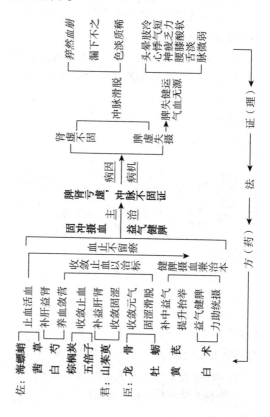

[**方证图导**]

[用方指征]

　　本方为治疗脾肾虚弱，冲脉不固之血崩、月经过多的常用方。临床以出血量多、色淡质稀、腰膝酸软、舌淡、脉微弱为主要指征。

[现代应用]

　　用于治疗功能性子宫出血、产后出血过多等属脾气虚弱，冲任不固者。

[类方比较]

固冲汤与归脾汤异同点比较

比较 \ 方名		固冲汤	归脾汤
组成	同	黄芪　白术	
	异	山萸肉　棕榈炭 海螵蛸　五倍子 白芍　龙骨 牡蛎　茜草	人参　当归　茯神 远志　木香　生姜 大枣　炙甘草 龙眼肉　酸枣仁
功用	同	益气健脾摄血	
	异	益气健脾与收涩止血并用，标本兼顾，功偏收涩，重在治标	益气补血，健脾养心，功偏补益，重在治本
主治	同	妇人崩中漏下	
	异	脾肾虚弱，冲脉不固之崩漏，势重情急	脾失统血证之崩漏，病专势缓

他方概要

方名	组成	功用	主治
牡蛎散	牡蛎 黄芪 麻黄根 浮小麦	敛阴止汗 益气固表	体虚自汗、盗汗证。症见自汗、盗汗，夜卧更甚，久而不止，心悸惊惕，短气烦倦，舌淡红，脉细弱
九仙散	罂粟壳 款冬花 桑白皮 五味子 阿胶 乌梅 贝母 人参 桔梗	敛肺止咳 益气养阴	久咳伤肺，气阴两伤证。症见咳嗽日久不愈，咳甚则气喘自汗，痰少而黏，脉虚数
桃花汤	赤石脂 干姜 粳米	涩肠止痢 温中散寒	虚寒痢。症见下痢不止，或滑脱不禁，便脓血，色暗，腹痛喜温喜按，舌淡苔白，脉迟弱或微细。心中烦
驻车丸	黄连 干姜 当归 阿胶	清热燥湿 养阴止痢	久痢赤白，休息痢。症见便下脓血，赤白相兼，或时作时止，里急后重，腹痛绵绵，心中烦热，舌红少苔，脉细数

续表

方名	组成	功用	主治
金锁固金丸	沙苑 蒺藜 芡实 莲须 龙骨 牡蛎 莲子	涩精补肾	肾虚不固之遗精。症见遗精滑泄，腰痛耳鸣，四肢酸软，神疲乏力，舌淡苔白，脉细弱
桑螵蛸散	远志 菖蒲 龙骨 人参 茯神 当归 龟甲 人参 桑螵蛸	调补心肾 涩精止遗	心肾两虚之遗尿或遗精。症见小便频数，或尿如米泔，或遗尿遗精，心神恍惚，健忘，舌淡苔白，脉细弱
缩泉丸	天台乌药 益智仁	温肾祛寒 缩尿止遗	膀胱虚寒证。症见小便频数，或遗尿不尽，舌淡，脉沉弱
固经丸	黄芩 白芍 龟甲 黄柏 椿根皮 香附	滋阴清热 固经止血	阴虚火旺之崩漏。症见月经过多，或崩中漏下，血色深红或紫黑黏稠，手足心热，腰膝酸软，舌红，脉弦数
易黄汤	山药 芡实 黄柏 白果 车前子	补肾清热 祛湿止带	肾虚湿热带下。症见带下黏稠量多，色黄如浓茶汁，其气腥秽，舌红，苔黄腻

❓ 考点思考

1.牡蛎散与玉屏风散在组成、功用、主治方面的异同点比较。

2.真人养脏汤与四神丸在组成、功用、主治方面的异同点比较。

3.金锁固金丸、桑螵蛸散、缩泉丸的组成、功用及主治。

4.固冲汤与归脾汤在组成、功用、主治方面的异同点比较。

5.固经丸、易黄汤的组成、功用及主治。

6.固涩剂的适应范围、分类、组方结构及注意事项。

7.熟悉九仙散、桃花汤、驻车丸的基本组方意义。

第十章 安神剂

以安神药为主组成，具有安神定志作用，用于治疗神志不安病证的方剂统称为安神剂。系依《素问·至真要大论》"惊者平之"，《素问·阴阳应象大论》"虚则补之""损者益之"的原则确立。

适应证：神志不安病证。

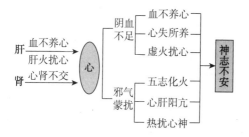

基本治法及分类

（1）重镇安神剂：适用于心肝阳亢，扰乱心神证。症见心神烦乱，失眠多梦，惊悸怔忡，癫痫等。组方配伍常以重镇安神药，如朱砂、磁石、龙骨、珍珠母等为主，依证配伍：①清热泻火药，如黄连、山栀子等；②滋阴养血药，如生地、当归等。代表方如朱砂安神丸等。

（2）补养安神剂：适用于阴血不足，心神失养证。症见心悸怔忡，虚烦不眠，健忘多梦，舌红少苔等。组方配伍常以滋养安神药，如酸枣仁、柏子仁、五味子、茯神、远志等为主，依证配伍：①滋阴养血药，如生地、当归、阿胶、麦冬、玄参等；②重镇安神药，如朱砂等。重点方如天王补心丹、酸枣仁汤等。

使用注意：①补泻兼顾。如上所述，神志不安虽有虚实之辨，但经常互相影响，兼夹出现，治当标本兼治，依虚实层次与轻重配合运用重镇安神剂与滋养安神剂。②入药先煎。重镇安神剂多由金石、贝壳药物组成，入药宜打碎先煎。③中病即止。金石、贝壳等重镇安神药易伤脾胃，且朱砂类药物有一定毒性，故只宜暂服，不能久用；脾胃虚弱者可配伍神曲、麦芽等护中和胃。

朱砂安神丸
(《内外伤辨惑论》)

[**目标任务**]

掌握其组成、功用及主治；熟悉其常见临床应用及随证加减。培养临床运用朱砂安神丸的思维和能力。

[**概要表析**]

君	臣	佐	使	功用	主治
朱砂	黄连	生地当归	甘草	重镇安神清热养血	心火亢盛，阴血不足证。症见失眠多梦，心神烦乱，惊悸怔忡，胸中懊恼，舌尖红，脉细数

[**临证提要**]

（1）本方为治疗心火亢盛，阴血不足之神志不安的代表方，具重镇安神、清热养血之功。

（2）全方镇清治标，滋养治本，以治标为主。

（3）方中朱砂有毒，剂量不宜大，且不宜久服。

[**常用歌诀**]

朱砂安神有黄连，当归生地甘草全，
惊悸失眠心烦乱，镇心安神服之安。

[方证图导]

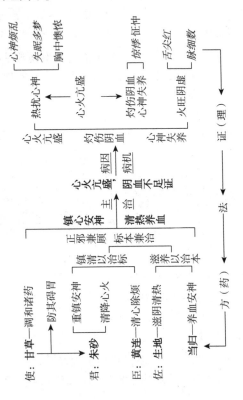

［配伍特点］

（1）镇清并用，清中兼补。

（2）标本兼治，全力安神。

［用方指征］

本方为治疗心火亢盛，阴血不足而致神志不安的常用方，临床以失眠、惊悸、舌红、脉细数为主要指征。

［现代应用］

用于治疗神经衰弱所致的失眠、心悸、健忘，精神忧郁症引起的神志恍惚，以及心脏早搏所致的心悸、怔忡等属于心火亢盛，阴血不足者。

［随证加减］

胸中烦热较甚者，加山栀仁、莲子心以增强清心除烦之力；兼惊恐者，宜加生龙骨、生牡蛎以镇惊安神；失眠多梦者，可加酸枣仁、柏子仁以养心安神。

［使用注意］

朱砂含硫化汞，不宜多服或久服，以防造成汞中毒。

天王补心丹
(《校注妇人良方》)

[目标任务]

掌握其组成、功用及主治；掌握方中"三参"的组成及作用；熟悉其常见随证加减。培养临床运用天王补心丹的思维和能力。

[概要表析]

君	臣	佐	使	功用	主治
生地	麦冬 天冬 枣仁 柏仁 当归	远志 朱砂 玄参 丹参 人参 茯苓 五味子	桔梗	滋阴清热养血安神	阴虚血少，神志不安证。症见心悸怔忡，虚烦失眠，神疲健忘，或遗精，手足心热，口舌生疮，大便干结，舌红少苔，脉细数

[临证提要]

（1）本方组成中含有增液汤（生地、玄参、麦冬）。

（2）本方组成中含有"三参"：人参、玄参、丹参。

[常用歌诀]

心虚火扰补心丹，心悸遗忘入睡难，
归地二冬酸柏远，三参苓桔朱味丸。

[方证图导]

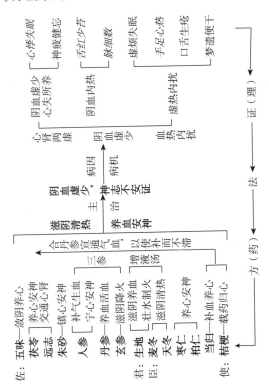

［配伍特点］

（1）标本兼顾，补中寓清。

（2）补通并用，补而不滞。

（3）培补后天，滋其化源。

［用方指征］

本方为治疗心肾阴血亏虚所致神志不安的常用方。临床以心悸失眠、手足心热、舌红少苔、脉细数为主要指征。

［现代应用］

用于治疗神经衰弱、冠心病、精神分裂症、甲状腺功能亢进症等所致的失眠、心悸，以及复发性口疮等属于心肾阴虚血少者。

［随证加减］

失眠重者，可酌加龙骨、磁石；心悸怔忡甚者，可酌加龙眼肉、夜交藤；遗精者，可酌加金樱子、煅牡蛎。

［趣味方歌］

三婶早搏两冬天，弟归跟扶住五院——三参枣柏二冬天，地归梗茯朱五远

酸枣仁汤
(《金匮要略》)

[**目标任务**]

掌握其组成、功用、主治及配伍特点；熟悉其常见临床应用及随证加减。培养临床运用酸枣仁汤的思维和能力。

[**概要表析**]

君	臣	佐	使	功用	主治
酸枣仁	茯苓 知母	川芎	甘草	养血安神 清热除烦	肝血不足，虚热内扰之虚烦不得眠证。症见虚烦失眠，心悸不安，咽干口燥，头晕目眩，舌红，脉弦细

[**临证提要**]

（1）本方为治疗"虚劳虚烦不得眠"的经方，具养血安神、清热除烦之功。

（2）方中酸枣仁需重用，且需先煎。

[**常用歌诀**]

酸枣仁汤安神方，川芎知草茯苓襄，
养血除烦清虚热，服后安然入梦乡。

[方证图导]

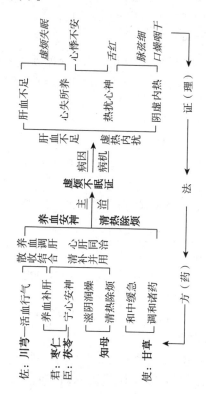

［配伍特点］

（1）养肝血以宁心神，清内热以除虚烦。

（2）酸收与辛散并用，相反相成，以养血调肝。

［用方指征］

本方为治疗心肝血虚而致虚烦失眠之常用方，临床以虚烦失眠、咽干口燥、舌红、脉弦细为主要指征。

［现代应用］

用于治疗神经衰弱、心脏神经官能症、更年期综合征等属心肝血虚，虚热内扰者。

［随证加减］

血虚甚而头目眩晕重者，加当归、白芍、枸杞子养血补肝；虚火重而咽干口燥甚者，加麦冬、生地黄养阴清热；若寐而易惊者，加龙齿、珍珠母镇惊安神；兼见盗汗者，加五味子、牡蛎安神敛汗。

［趣味方歌］

酸枣扶母寻甘草——酸枣茯母芎甘草

[类方比较]

天王补心丹与归脾汤异同点比较

比较	方名	天王补心丹	归脾汤
组成	同	人参　当归　茯苓（神）　远志　酸枣仁	
	异	生地　麦冬　天冬　玄参　五味子　柏子仁　丹参　朱砂　桔梗	龙眼肉　黄芪　炙甘草　白术　木香　生姜　大枣
功用	同	补血养心安神	
	异	重在滋阴养血，心肾同治，水火既济	重在益气健脾，心脾同治，气血双补
主治	同	阴血不足，心失所养之心悸征忡、健忘失眠等	
	异	心肾阴血不足证。症见心悸失眠、手足心热、舌红少苔、脉细数	心脾气血两虚证。症见心悸失眠、体倦食少、舌淡、苔薄白、脉细弱

天王补心丹与酸枣仁汤异同点比较

比较	方名	天王补心丹		酸枣仁汤
			酸枣仁	
组成	同			
	异	柏子仁 五味子 生地黄 麦冬 天冬 远志 朱砂 当归 丹参 人参 茯苓 桔梗		川芎 知母 茯苓 甘草
功用	同	养血安神，滋阴清热		
	异	滋阴补血，宁心安神	心肾共治	养肝除烦，心肝并治
主治	同	阴血不足，心神失养之失眠，心悸		舌红，脉细
	异	阴虚血少，心神不安证。症见手 足心热，舌红少苔，脉细数	心肾不足	肝血不足，虚火内扰证。症见头 目眩晕，脉弦细

他方概要

方名	组成	功用	主治
磁朱丸	磁石 朱砂 神曲	重镇安神 交通心肾	心肾不交证。症见视物昏花，耳鸣耳聋，心悸失眠。亦治癫痫
珍珠母丸	当归 珍珠母 酸枣仁 柏子仁 犀角 茯神 沉香 龙齿 熟地 人参	镇心安神 平肝潜阳 滋阴养血	心肝阳亢，阴血不足，神志不宁证。症见入夜少寐，时而惊悸，头目眩晕，脉细弦
桂枝甘草龙骨牡蛎汤	桂枝 甘草 牡蛎 龙骨	潜镇安神 温通心阳	心阳虚损，神志不安证。症见心悸怔忡，失眠多梦，烦躁不安，面色㿠白，舌质淡胖嫩，苔白滑，脉弱；或见胸闷气短，畏寒肢冷，自汗乏力，面唇青紫，舌质紫暗，脉结代等
甘麦大枣汤	甘草 小麦 大枣	养心安神 和中缓急	脏躁。症见精神恍惚，悲伤欲哭，不能自主，心中烦乱，睡眠不安，呵欠频作，甚则言行失常，舌红少苔，脉细数

续表

方名	组成	功用	主治
养心汤	黄芪 茯苓 茯神 半夏 当归 川芎 远志 肉桂 人参 甘草 生姜 大枣 柏子仁 酸枣仁 五味子	补益气血 养心安神	气血不足，心神不宁证。症见神思恍惚，心悸易惊，失眠健忘，舌淡苔白，脉细弱
交泰丸	黄连 肉桂	交通心肾 清火安神	心火偏亢，心肾不交证。症见怔忡不宁，或夜寐不安，口舌生疮
黄连阿胶汤	黄连 黄芩 芍药 阿胶 鸡子黄	滋阴降火 除烦安神	阴虚火旺，心肾不交证。症见心中烦热，失眠不得卧，口燥咽干，舌红苔少，脉细数

❓**考点思考**

1.天王补心丹与归脾汤在组成、功用、主治方面的异同点比较。

2.天王补心丹与酸枣仁汤在组成、功用、主治方面的异同点比较。

3.天王补心丹组成中含有"三参"是指哪三味药,各自作用如何?

4.分析酸枣仁汤中酸枣仁、川芎的配伍意义。

5.试述朱砂安神丸、交泰丸、甘麦大枣汤的组成、功用及主治。

6.桂枝甘草龙骨牡蛎汤、养心汤、黄连阿胶汤的基本组方意义。

第十一章　开窍剂

以芳香开窍药为主组成，具有开窍醒神作用，用于治疗窍闭神昏证的方剂统称为开窍剂。

适应证：窍闭神昏证。

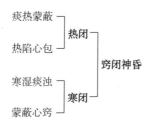

分类

（1）凉开剂：适用于温热邪毒内陷心包的热闭证。症见高热，神昏，谵语，痰盛气粗，甚或惊厥，舌红，脉数等。组方配伍常以芳香开窍药，如麝香、牛黄、冰片、郁金等为主，依证配伍：①清热药，如水牛角、黄连、黄芩、石膏等；②镇心安神药，如朱砂、磁石、琥珀、珍珠等；③清热化痰药，如胆南星、浙贝母、天竺黄、雄黄等；④凉肝息风药，如羚羊角等。代表方有安宫牛黄丸、紫雪、至宝丹等。

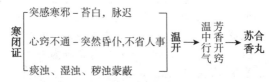

（2）温开剂：适用于中风、中寒、气郁、痰厥等属于寒邪痰浊内闭之证。症见突然昏倒，不省人事，牙关紧闭，苔白，脉迟等。组方配伍常以芳香开窍药，如麝香、苏合香、冰片等为主，依证配伍：①温里行气药，如木香、白檀香、沉香、丁香、香附等；②镇心安神药，如水牛角、朱砂等。代表方有苏合香丸。

使用注意： ①明辨虚实。即辨别闭证与脱证。开窍剂只针对闭证神昏，脱证神昏不可使用。②辨别寒热。热闭当凉开，寒闭宜温开。③中病即止。开窍剂多为芳香药物，其性走窜，易伤元气，故须中病即止，不可久服。神清之后，根据不同的证候表现，辨证求因，以治其本。④注意服法。本类方剂选用药物多为芳香之品，多制成丸、散剂或注射剂，一般宜温开水化服或冲服，不宜加热煎煮。神昏口噤不能口服者，采用鼻饲法。⑤应用禁忌。本类方剂多含辛香走窜之品，有碍胎元，故孕妇慎用。

重点提要： 安宫牛黄丸、紫雪、至宝丹合称为"凉开三宝"，皆可清热解毒、芳香开窍，但安宫牛黄丸长于清热解毒、紫雪长于息风止痉，至宝丹长于芳香开窍、化浊辟秽。

[方证概要]

方名	组成	功用	主治
安宫牛黄丸	牛黄 郁金 犀角 黄连 朱砂 梅片 麝香 珍珠 山栀 黄芩 金箔 雄黄 蜂蜜	清热解毒开窍醒神	邪热内陷心包证。症见神昏谵语，身热烦躁，痰盛气粗，舌謇肢厥，舌红或绛，苔黄垢腻，脉数有力。亦治中风、中暑、小儿惊厥等属邪热内闭者
紫雪	黄金 石膏 磁石 滑石 玄参 升麻 沉香 丁香 甘草 羚羊角 寒水石 青木香 犀角(水牛角代)	清热开窍息风止痉	热闭心包，热盛动风证。症见高热烦躁，神昏谵语，痉厥，口渴引饮，唇焦齿燥，尿赤便秘，舌红绛，苔黄燥，脉数有力或弦数，以及小儿热盛惊厥
至宝丹	犀角(水牛角代)安息香 生玳瑁 琥珀 朱砂 雄黄 牛黄 龙脑 麝香	清热开窍化浊解毒	温病，痰热内闭心包证。症见神昏谵语，身热烦躁，痰盛气粗，舌红，苔黄垢腻，脉滑数。亦治中风、中暑、小儿惊厥属痰热内闭者

续表

方名	组成	功用	主治
苏合香丸	蜂蜜 荜茇 白术 青木香 丁子香 安息香 檀香 光明砂 香附子 麝香 诃黎 沉香 犀角（水牛角代）熏陆香 苏合香 龙脑香	芳香开窍 行气 止痛 散寒 化浊	寒闭证。症见突然昏倒，牙关紧闭，不省人事，苔白，脉迟；或心腹猝痛，甚则昏厥。亦治感受时行瘴疠之气，属寒闭证者

❓考点思考

"凉开三宝"是指哪几方，分析其功用、主治方面的异同点。

第十二章 理气剂

以理气药为主组成，具有行气或降气作用，用于治疗气滞或气逆病证的方剂统称为理气剂。系依《素问·至真要大论》"逸者行之""结者散之""高者抑之"的原则确立。属"八法"之"消法"。

适应证：气滞、气逆病证。

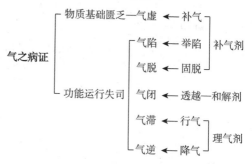

使用注意：①明辨虚实兼夹。气滞实证当行气，误用补气则壅滞更甚；气虚运行无力而致气滞者当补气与行气并用；气滞兼有气逆者，

宜行气与降气并用。②结合病因治疗。证有气滞、气逆之别，因有寒、热、痰、瘀之异，治当审证求因，因证合治。③剂数适可而止。理气剂多属芳香辛燥之品，易伤津耗气，当中病即止。

第一节　行气剂

行气剂适用于气机郁滞证。气滞以脾胃气滞和肝气郁滞为多见。脾胃气滞则症见脘腹胀满，嗳气吞酸，呕恶食少，大便失常等；肝气郁滞则症见胸胁胀痛，或月经不调，或疝气、痛经等。组方配伍常以理脾行气药，如陈皮、厚朴、木香、枳壳等；或疏肝理气药，如香附、乌药、川楝子、青皮、郁金等为主，依证配伍：①活血药，如川芎、当归、桃仁等；②温里药，如肉桂、干姜、小茴香等；③清热药，如栀子、丹皮等；④化痰药，如半夏、瓜蒌等。

重点方有越鞠丸、半夏厚朴汤、天台乌药散等。

越鞠丸
(《丹溪心法》)

[目标任务]

掌握其组成、功用及主治；熟记所治"六郁"及用药特点；熟悉其常见临床应用及随证加减。培养临床运用越鞠丸的思维和能力。

[概要表析]

君	臣	功用	主治
香附	川芎 苍术 栀子 神曲	行气解郁	六郁证。症见胸膈痞闷，脘腹胀痛，嗳腐吞酸，恶心呕吐，饮食不消

[临证提要]

（1）本方为治疗六郁证的代表方，具行气解郁之功。

（2）本方所治"六郁"指：气、血、火、湿、食、痰郁。

（3）本方五药治"六郁"，体现了"治病求于本"的思想。

（4）全方行气、活血、清热、除湿、消食并举，但以行气解郁为主。

[常用歌诀]

越鞠丸治六郁证，气血痰火湿食成，

香附苍芎加栀曲，行气解郁闷痛平。

[**方证图导**]

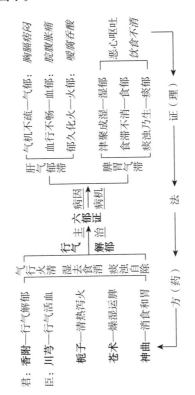

［**配伍特点**］

（1）以行气解郁为主，兼顾诸郁。

（2）五药治六郁，治病求于本。

［**用方指征**］

本方为治疗六郁证的代表方，临床以胸膈痞闷、脘腹胀痛、饮食不消等为主要指征。

［**现代应用**］

用于治疗慢性胃炎、胃神经官能症、胃及十二指肠溃疡、胆囊炎、胆石症、肝炎、肋间神经痛、痛经、月经不调等属六郁者。

［**随证加减**］

气郁偏重者，重用香附，酌加木香、枳壳等；血郁偏重者，重用川芎，酌加桃仁、红花等；湿郁偏重者，重用苍术，酌加茯苓、泽泻；食郁偏重者，重用神曲，酌加山楂、麦芽等；火郁偏重者，重用山栀，酌加黄芩、黄连；痰郁偏重者，酌加半夏、瓜蒌。

［**趣味方歌**］

越鞠神父治凶猪——越鞠神附栀芎术

半夏厚朴汤

(《金匮要略》)

[目标任务]

掌握其组成、功用及主治；熟记所治"梅核气"及用药特点；熟悉其常见临床应用及随证加减。培养临床运用半夏厚朴汤的思维和能力。

[概要表析]

君	臣	佐	功用	主治
半夏	厚朴	苏叶 茯苓 生姜	行气散结 降逆化痰	梅核气。症见咽中如有物阻，咯吐不出，吞咽不下，胸膈满闷，或咳或呕，舌苔白润或白滑，脉弦缓或弦滑

[临证提要]

（1）本方为治疗痰气互结之梅核气的代表方，具行气散结、降逆化痰之功。

（2）全方辛开苦降，辛以行气散结，苦以燥湿降逆，痰气并治，行中有降。

[常用歌诀]

半夏厚朴与紫苏，茯苓生姜共煎服，

痰气互结梅核气，行气化痰郁结除。

［方证图导］

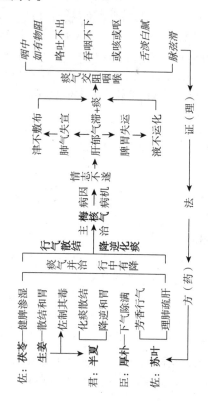

[配伍特点]

（1）辛苦同施，开郁降逆。

（2）行散结合，痰气并治。

[用方指征]

本方为治疗痰气互结所致梅核气之常用方，临床以咽中如有物阻、吞吐不得，胸膈满闷，苔白腻，脉弦滑为主要指征。

[现代应用]

用于治疗癔病、食道痉挛、胃神经官能症、慢性咽炎、慢性支气管炎等疾病属气滞痰阻者。

[随证加减]

气郁较甚者，加香附、郁金以行气解郁；咽痛者，加玄参、桔梗以解毒散结、宣肺利咽。

[趣味方歌]

半坡茯苓苏叶姜——半朴茯苓苏叶姜

[使用注意]

阴虚津亏或火旺者不宜使用本方。

天台乌药散
(《圣济总录》)

[目标任务]

掌握其组成、功用、主治及方中川楝子的用法、功用；熟悉其常见临床随证加减。培养临床运用天台乌药散的思维和能力。

[概要表析]

君	臣	佐	功用	主治
乌药	木香 茴香 青皮 高良姜	槟榔 川楝子	行气疏肝 散寒止痛	肝经寒凝气滞证。症见小肠疝气，少腹痛引睾丸，偏坠肿胀，或少腹疼痛，舌淡苔白，脉沉弦

[临证提要]

（1）本方为治疗寒凝肝脉所致疝痛的常用方，具行气疏肝、散寒止痛之功。

（2）方中川楝子与巴豆同炒，制性存用（去性取用），理气止痛。

[常用歌诀]

天台乌药木茴香，青皮良姜与槟榔，

川楝要用巴豆炒，气滞寒疝酒调尝。

[方证图导]

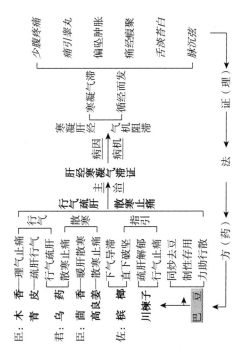

证（理）　　　　法　　　　方（药）

少腹疼痛
痛引睾丸
偏坠肿胀
痛经瘕聚
舌淡苔白
脉沉弦

寒凝气滞
循经而发

寒凝肝经
气机阻滞

病因
病机

肝经寒凝气滞证

主治

行气疏肝
散寒止痛

臣：木香—理气止痛
　　青皮—疏肝行气　　行气

君：乌药—行气疏肝　　散寒
臣：茴香—暖肝散寒　　止痛
　　高良姜—散寒止痛

佐：槟榔—下气导滞
　　　　　直下破坚
　　川楝子—疏肝解郁　　指引
　　　　　行气止痛
　　巴豆—同炒去豆
　　　　制性存用
　　　　力助行散

[配伍特点]

(1)辛温并用，散寒行气。

(2)温畅郁解，通则不痛。

[用方指征]

本方为治疗寒疝腹痛实证的常用方，临床以少腹痛引睾丸、苔白、脉迟或弦为主要指征。

[现代应用]

用于治疗腹股沟斜疝和直疝、睾丸炎、附睾炎、肠痉挛、痛经等属寒凝气滞者。

[随证加减]

偏坠肿胀，疝痛为甚者，加橘核、荔枝核等；寒甚者，可加肉桂、吴茱萸等；兼有瘀滞者，加桃仁、红花、当归、川芎等；瘕聚者，可加枳实、厚朴等；疝气下坠者，可合用补中益气汤。

[趣味方歌]

天台五妖想练兵，回乡欲把良将请——天台乌药香楝槟，茴香一巴良姜青

第二节　降气剂

降气剂适用于气逆证。气逆以肺气上逆和胃气上逆为多见。

（1）肺气上逆：症见咳嗽气喘，组方配伍常以止咳平喘药，如紫苏子、杏仁、紫菀、款冬花等为主，依证配伍：①降气祛痰药，如半夏、苏子等；②温肾纳气药，如肉桂、沉香等；③开宣肺气药，如麻黄、桔梗等。

重点方如苏子降气汤、定喘汤等。

（2）胃气上逆：症见呕吐、呃逆、嗳气等，组方配伍常以降逆止呕药，如旋覆花、赭石、半夏、生姜等为主，依证配伍：①补中益气药，如人参、甘草等；②温胃散寒药，如丁香、吴茱萸等；③清胃泻热药，如黄连、黄芩、竹茹等。

重点方有旋覆代赭汤等。

苏子降气汤
(《太平惠民和剂局方》)

[**目标任务**]

掌握其组成、功用、主治、"上实下虚"的本质及方中肉桂、当归的配伍意义。培养临床运用苏子降气汤的思维和能力。

[**概要表析**]

君	臣	佐	使	功用	主治
苏子	半夏 前胡 厚朴	肉桂 当归 生姜 苏叶	甘草 大枣	降气 平喘 祛痰 止咳	上实下虚之喘咳证。症见喘咳短气，胸膈满闷，呼多吸少，或腰疼脚软，肢体倦怠，或肢体浮肿，舌苔白滑或白腻，脉弦滑

[**临证提要**]

（1）本方为治疗上实下虚之喘咳证的常用方，具降气平喘、祛痰止咳之功。

（2）"上实"即痰涎壅盛于上，"下虚"即肾阳虚衰于下。

（3）方中肉桂温肾纳气，当归养血补肝，共成温固下元药对。

[**常用歌诀**]

苏子降气半夏归，前胡厚朴草肉桂，

上实下虚痰喘用，降逆化痰温肾亏。

[**方证图导**]

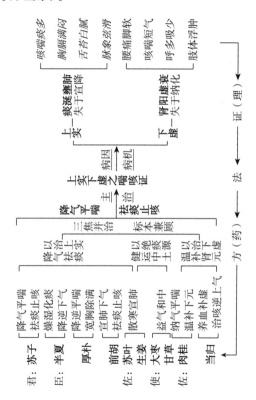

[配伍特点]

（1）标本兼顾，重在治标。

（2）行中有补，润燥结合。

[用方指征]

本方为治疗痰涎壅盛，上实下虚之喘咳的常用方，临床以咳喘气急、痰多稀白、胸膈满闷、苔白滑或白腻为主要指征。

[现代应用]

用于治疗慢性支气管炎、肺气肿、支气管哮喘等属上实下虚者。

[随证加减]

痰涎壅盛，喘咳气逆难卧者，酌加沉香、赭石、白芥子、莱菔子、葶苈子等；兼表证者，可酌加麻黄、杏仁等；兼气虚者，可酌加人参等。

[趣味方歌]

苏大官人盛夏前后归家——苏大官人"生夏前厚归"家

定喘汤
(《摄生众妙方》)

[目标任务]

掌握其组成、功用及主治；熟悉其常见临床应用及随证加减。培养临床运用定喘汤的思维和能力。

[概要表析]

君	臣	佐	使	功用	主治
白果 麻黄	黄芩 桑白皮	苏子 杏仁 半夏 款冬花	甘草	宣降 肺气 清热 化痰	风寒外束，痰热内蕴之咳喘证。症见咳喘痰多气急，质稠色黄，或微恶风寒，舌苔黄腻，脉滑数

[临证提要]

本方为治疗痰热内蕴，风寒外束之咳喘证的常用方，具宣降肺气、清热化痰之功。方中麻黄配白果，则散收结合，配杏仁、款冬花、半夏、苏子则宣降并调。

[常用歌诀]

定喘麻黄与白果，款冬半夏杏苏合，
黄芩甘草桑白皮，痰热哮喘外寒得。

[方证图导]

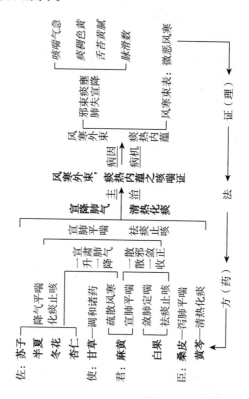

［配伍特点］

（1）散收同用，宣降合施。

（2）表里兼顾，寒热并用。

［用方指征］

本方为降气平喘之常用方，用于风寒外束，痰热壅肺所致之咳喘证，临床以咳喘气急、痰多色黄、苔黄腻、脉滑数为主要指征。

［现代应用］

用于治疗支气管哮喘、慢性支气管炎等属痰热壅肺者。

［随证加减］

无表证者，以宣肺定喘为主，麻黄可减量，或用炙麻黄；痰稠难咯者，可酌加瓜蒌、胆南星等；肺热偏重者，酌加石膏、鱼腥草。

［趣味方歌］

定喘干黄炒虾皮，香酥麻花夹果仁——"定喘甘黄"炒"夏皮"，香"苏麻花"夹"果仁"

[类方比较]

定喘汤与苏子降气汤异同点比较

比较	方名	定喘汤	苏子降气汤
组成	同	苏子 半夏 甘草	
	异	麻黄 白果 黄芩 杏仁 款冬花 桑白皮	前胡 厚朴 肉桂 当归 苏叶 生姜 大枣
功用	同	肃降肺气，祛痰平喘	
	异	清化热痰，宣肺散邪	温固下元，补肾纳气
主治	同	咳喘证。症见咳嗽，喘息，痰多，苔腻等	
	异	内蕴痰热，外束风寒之哮喘证。微恶风寒，症见痰稠色黄，苔黄腻，风寒等	上实下虚喘咳证。症见喘多稀白，腰痛脚弱，肢肿，苔白腻等

定喘汤与小青龙汤异同点比较

比较	方名	定喘汤	小青龙汤
组成	同	麻黄　半夏　甘草	
	异	白果　黄芩　杏仁 款冬花　苏子　桑白皮	细辛　五味子　桂枝 干姜　白芍
功用	同	解表散寒、祛痰平喘	
	异	清化热痰，解表力弱	温化寒饮，解表力强
主治	同	咳喘，痰多，恶风寒等	
	异	内蕴痰热之哮喘证。症见痰稠色黄，舌苔黄腻等	水饮内停之喘咳证。症见痰多色白清稀，甚则喘咳不得平卧，舌苔白滑等

旋覆代赭汤

（《伤寒论》）

[目标任务]

掌握其组成、功用及主治；熟悉其常见临床应用及随证加减。培养临床运用旋覆代赭汤的思维和能力。

[概要表析]

君	臣	佐	使	功用	主治
旋覆花	代赭石	人参生姜半夏大枣	甘草	降逆化痰益气和胃	胃虚痰阻气逆证。症见心下痞硬，嗳气不除，或恶心、呕吐、吐涎沫，舌淡，苔白腻，脉缓或滑

[临证提要]

（1）本方为治疗胃虚痰阻气逆证的常用方，具降逆化痰、益气和胃之功。

（2）方中代赭石性寒质重，有碍胃气，若胃虚较重者，其用量不可过重。

[常用歌诀]

仲景旋覆代赭汤，人参半夏草枣姜，
嗳气不除心下痞，降逆化痰胃虚尝。

[**方证图导**]

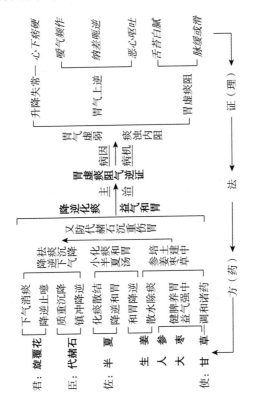

[配伍特点]

（1）培土建中，补体复用。

（2）补降同施，标本兼治。

[用方指征]

本方为治疗胃虚痰阻气逆证之常用方，临床以胃脘痞闷或胀满，按之不痛，嗳气频作，或呕吐，呃逆，苔白腻，脉缓或滑为主要指征。

[现代应用]

用于治疗胃神经官能症、慢性胃炎、胃及十二指肠溃疡、胃扩张、幽门不完全性梗阻、神经性呃逆、膈肌痉挛等属胃虚痰阻者。

[随证加减]

痰多者，可加茯苓、陈皮增强化痰和胃之功；若胃气不虚者，可去人参、大枣，加重代赭石用量。

[趣味方歌]

旋覆代赭汤，草人早下江——旋覆代赭汤，草人枣夏姜

📑 他方概要

方名	组成	功用	主治
柴胡疏肝散	陈皮 柴胡 川芎 枳壳 芍药 甘草 香附	疏肝解郁 行气止痛	肝气郁滞证。症见胁肋疼痛，胸闷喜太息，情志抑郁或易怒，或嗳气，脘腹胀满，脉弦
金铃子散	金铃子 延胡索	疏肝泄热 活血止痛	肝郁化火证。症见胸腹、胁肋、脘腹诸痛，或痛经，或疝气痛，时发时止，口苦，舌红苔黄，脉弦数
瓜蒌薤白白酒汤	瓜蒌 薤白 白酒	通阳散结 行气祛痰	胸痹。症见胸部闷痛，甚至胸痛彻背，喘息咳唾，短气，舌苔白腻，脉沉弦或紧
枳实消痞丸	干姜 甘草 神曲 茯苓 白术 半夏 人参 厚朴 枳实 黄连	行气消痞 健脾和胃	脾虚气滞，寒热互结证。症见心下痞满，不欲饮食，倦怠乏力，舌苔腻而微黄，脉弦
厚朴温中汤	厚朴 橘皮 草豆蔻 茯苓 甘草 木香 干姜	行气除满，温中燥湿	脾胃气滞寒湿证。症见脘腹胀满或疼痛，不思饮食，舌苔白腻，脉沉弦

续表

方名	组成	功用	主治
橘核丸	橘核 海藻 昆布 海带 桃仁 厚朴 木通 枳实 桂心 木香 川楝子 延胡索	行气止痛 软坚散结	癫疝。症见睾丸肿胀偏坠，或坚硬如石，或痛引脐腹，甚则阴囊肿大，轻者时出黄水，重者成痈溃烂
加味乌药汤	乌药 砂仁 木香 香附 甘草 生姜 延胡索	行气活血 调经止痛	肝郁气滞之痛经。症见月经前或月经初行时，少腹胀痛，胀甚于痛，或连胸胁、乳房胀痛，舌淡，苔薄白，脉弦紧
四磨汤	人参 槟榔 沉香 乌药	行气降逆 宽胸散结	肝气郁结证。症见胸膈胀闷，上气喘急，心下痞满，不思饮食，苔白，脉弦
橘皮竹茹汤	橘皮 竹茹 生姜 大枣 甘草 人参	降逆止呃 益气清热	胃虚有热之呃逆。症见呃逆或干呕，虚烦少气，口干，舌红嫩，脉虚数
丁香柿蒂汤	丁香 柿蒂 人参 生姜	降逆止呃 温中益气	胃气虚寒之呃逆。症见呃逆不已，胸脘痞闷，舌淡苔白，脉沉迟

❓ 考点思考

1.气滞与气逆分别常见于哪些脏腑，其临床表现如何？

2.越鞠丸所致"六郁"具体指什么，分析五药治六郁的机制。

3.半夏厚朴汤的组成、功用、主治及方中苏叶的配伍意义。

4.天台乌药散的组成、功用、主治及方中川楝子的使用方法及配伍意义。

5.苏子降气汤与定喘汤在组成、功用、主治方面的异同点比较。

6.定喘汤与小青龙汤在组成、功用、主治方面的异同点比较。

7.苏子降气汤中肉桂与当归的配伍意义。

8.定喘汤中白果与麻黄的配伍意义。

9.旋覆代赭汤中旋覆花与代赭石的配伍意义。

10.旋覆代赭汤与小柴胡汤、半夏泻心汤为姊妹方，试述三方在组成、功用及主治方面的异同点。

11.熟悉柴胡疏肝散、金铃子散、瓜蒌薤白白酒汤的基本组成、功用及主治。

12.枳实消痞丸、厚朴温中汤、橘核丸、加味乌药汤、四磨汤、橘皮竹茹汤、丁香柿蒂汤的基本组方意义。

第十三章　理血剂

以理血药为主组成，具有活血或止血作用，用于治疗血瘀或出血病证的方剂统称为理血剂。

适应证： 血瘀证、出血证。

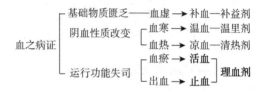

使用注意： ①明辨病因，分清缓急，作到急则治其标，缓则治其本，或标本兼顾。②活血剂多易于动血、伤血，过用逐瘀易于伤正，必要时可配伍养血益气之品，而对有出血、月经过多者及孕妇等均当慎用。③止血剂凝敛固涩，易致留瘀，同时离经之血亦为瘀血，故止血之中适当配伍活血祛瘀药，使血止而不留瘀。④急性出血者，当急则治其标，以止血为主；若气随血脱者，宜急用大补元气之品；出血较缓或血止之后，治当先固其本，或标本兼顾。

第一节　活血剂

活血剂适用于蓄血及各种瘀血阻滞病证。如瘀热互结之下焦蓄血、瘀血疼痛、痛经、闭经、产后恶露不行、癥瘕、中风后遗症、外伤瘀痛等。症见刺痛有定处，舌紫暗，舌上有青紫或紫点，脉涩；或腹中或其他部位有肿块，疼痛拒按，按之坚硬，固定不移等。组方配伍常以活血祛瘀药，如桃仁、红花、川芎、赤芍、丹参等为主，依证配伍：①理气药，如柴胡等行气活血；②养血药，如当归等养血和血，瘀去而不伤血；③补气药，如黄芪等补气行血；④血瘀偏寒者，配温经祛寒药，如桂枝等温通血脉；⑤血瘀偏热者，配清热凉血药，如生地等凉血活血；⑥痰瘀互结者，配利湿化痰，软坚散结药，如半夏等。

重点方有桃核承气汤、血府逐瘀汤、补阳还五汤、温经汤、生化汤等。

桃核承气汤
(《伤寒论》)

[目标任务]

掌握其组成、功用及主治；熟悉"蓄血"的机制及治法；了解太阳病"经证""腑证"的病机衍化、证治异同。培养临床运用桃核承气汤的思维和能力。

[概要表析]

君	臣	佐	使	功用	主治
桃仁 大黄	桂枝 芒硝	甘草		逐瘀 泻热	下焦蓄血证。症见少腹急结，其人如狂，小便自利，甚或谵语、至夜发热，以及血瘀经闭，痛经，脉沉实或涩等

[临证提要]

（1）本方为治疗下焦蓄血证的代表方，亦为逐瘀泻热法的基础方，具逐瘀泻热之功。

（2）本方由调胃承气汤加桃仁、桂枝而成。

（3）本方与大黄牡丹汤相同的组成有桃仁、大黄、芒硝。

[常用歌诀]

桃核承气五般施，甘草硝黄并桂枝，

瘀热互结小腹胀，如狂蓄血功最奇。

[**方证图导**]

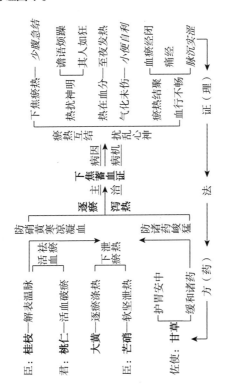

［**配伍特点**］

（1）消清下并用，以散蓄血。

（2）寒热药并施，以畅血行。

［**用方指征**］

本方为治疗瘀热互结，下焦蓄血证的常用方。临床以少腹急结、小便自利、脉沉实或涩为主要指征。

［**现代应用**］

用于治疗急性盆腔炎、胎盘滞留、附件炎、肠梗阻、子宫内膜异位症、急性脑出血等属瘀热互结者。

［**随证加减**］

用于跌打损伤，瘀血留滞，疼痛不能转侧者，可加赤芍、当归尾、红花以活血祛瘀止痛；月经不调或闭经属实证者，可加当归、红花以活血调经；用于火热上攻之目赤、齿痛、头痛、吐衄者等，可加黄芩、黄连、栀子以泻火解毒。

血府逐瘀汤
(《医林改错》)

[目标任务]

掌握其组成、功用及主治；熟悉其临床应用、常见附方及随证加减。培养临床运用血府逐瘀汤的思维和能力。

[概要表析]

君	臣	佐	使	功用	主治
桃仁红花	川芎赤芍牛膝	生地桔梗当归柴胡枳壳	甘草	活血祛瘀行气止痛	胸中血瘀证。症见胸痛、头痛日久，痛如针刺且有定处，或内热烦闷，或心悸失眠，急躁易怒，入暮潮热，唇暗或两目暗黑，舌暗红或有瘀斑，脉涩或弦紧

[临证提要]

（1）本方为治疗胸中血瘀证、气滞血瘀证的代表方，亦为行气活血治法的基础方，具活血化瘀、行气止痛之功。

（2）本方由桃红四物汤合四逆散加牛膝、桔梗而成。

[常用歌诀]

血府当归生地桃，红花甘草壳赤芍，

柴胡芎桔牛膝等，血化下行不作劳。

[方证图导]

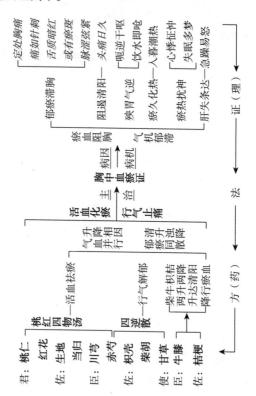

［配伍特点］

（1）气血并治。

（2）行中寓补。

（3）升降兼顾。

［用方指征］

本方为治疗胸中血瘀证的常用方。临床以胸痛、头痛，痛有定处，舌暗红或有瘀斑，脉涩或弦紧为主要指征。

［现代应用］

用于治疗冠心病心绞痛、风湿性心脏病、胸部挫伤及肋软骨炎之胸痛，以及脑血栓形成、高血压病、高脂血症、血栓闭塞性脉管炎、神经官能症，脑震荡后遗症之头痛、头晕等属瘀阻气滞者。

［随证加减］

瘀在胸部者，可重用赤芍、川芎，佐以柴胡、青皮；瘀在脘腹部者，重用桃仁、红花，加乳香、没药、乌药等；瘀在少腹者，加蒲黄、五灵脂、肉桂等；血瘀经闭、痛经者，可用本方去桔梗加香附、益母草、泽兰等以活血调经。

[系列类方]

方名	组成	功用	主治
通窍活血汤	桃仁 红花 赤芍 川芎 老葱 生姜 麝香 黄酒	活血通窍	瘀阻头面证。症见头痛昏晕，或耳聋年久，或脱发，面色青紫，或酒渣鼻，或白癜风，妇女干血痨，小儿疳积，舌暗红，或有瘀斑、瘀点等
膈下逐瘀汤	五灵脂 延胡索 当归 川芎 桃仁 丹皮 赤芍 乌药 甘草 香附 红花 枳壳	活血祛瘀 行气止痛	膈下瘀血证。症见膈下瘀血，形成结块，或小儿痞块；或肚腹疼痛，痛处不移，或卧则腹坠似有物
少腹逐瘀汤	当归 川芎 赤芍 蒲黄 官桂 干姜 延胡索 五灵脂 小茴香 没药	活血祛瘀 温经止痛	少腹寒凝血瘀证。症见少腹瘀血积块胀满疼痛，或经期腰酸，少腹胀，或月经不调，或崩漏兼少腹疼痛，或久不受孕等，舌暗苔白，脉沉弦而涩
身痛逐瘀汤	桃仁 红花 川芎 甘草 秦艽 羌活 没药 当归 香附 牛膝 地龙 五灵脂	活血行气 祛瘀通络 通痹止痛	气血痹阻经络证。症见肩痛、腰痛、腿痛或周身疼痛，痛如针刺，经久不愈

补阳还五汤
(《医林改错》)

[**目标任务**]

　　掌握其组成、功用、主治及方中黄芪的配伍意义；熟悉其常见临床应用及随证加减。培养临床运用补阳还五汤的思维和能力。

[**概要表析**]

君	臣	佐	使	功用	主治
黄芪	归尾 川芎 红花 桃仁	赤芍	地龙	补气 活血 通络	中风之气虚血瘀证。症见半身不遂，口眼㖞斜，语言謇涩，口角流涎，小便频数或遗尿不禁，舌暗淡，苔白，脉缓

[**临证提要**]

　　（1）本方为治疗中风后遗症、气滞血瘀证的常用方，为补气活血的代表方，具补气活血通络之功。

　　（2）方中重用生黄芪大补元气，以使气旺血行，即补气行血之功。

[**常用歌诀**]

　　补阳还五赤芍芎，归尾通经佐地龙，
　　四两黄芪为主药，血中瘀滞用桃红。

[方证图导]

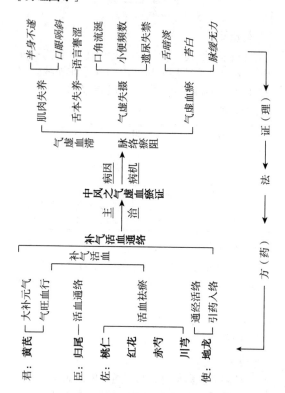

[**配伍特点**]

补气活血，补中寓行。

[**用方指征**]

本方益气活血，是治疗中风后遗症的常用方，临床以半身不遂、口眼㖞斜、舌暗淡、苔白、脉缓无力为主要指征。

[**现代应用**]

用于治疗脑血管意外后遗症，冠心病、小儿麻痹后遗症，及其他原因引起的偏瘫、截瘫，或单侧上肢或下肢痿软等属气虚血瘀者。

[**随证加减**]

治疗中风偏瘫，偏寒者，可加肉桂、巴戟天等；脾虚者，可加党参、白术；痰多者，加法半夏、天竺黄；语言不利者，加石菖蒲、远志；口眼㖞斜者，加附子、僵蚕、全蝎；偏瘫日久，疗效不显者，加水蛭、虻虫；下肢痿软者，加杜仲、牛膝；头昏头痛者，加菊花、蔓荆子、石决明、赭石。

温经汤
(《金匮要略》)

[目标任务]

掌握其组成、功用及主治；熟悉其常见临床应用及随证加减。培养临床运用温经汤的思维和能力。

[概要表析]

君	臣	佐	使	功用	主治
吴茱萸 桂枝	丹皮 当归 川芎	芍药 人参 阿胶 生姜 半夏 麦冬	甘草	温经 散寒 养血 祛瘀	冲任虚寒，瘀血阻滞证。症见漏下，月经不调，或前或后，或一月再行，或经停不至，入暮发热，手心烦热，唇口干燥，小腹冷痛，亦治妇人久不受孕

[临证提要]

（1）本方主治冲任虚寒，瘀血阻滞证，为妇科调经常用方，具温经散寒、养血祛瘀之功。

（2）集温法、清法、消法、补法于一方。

[常用歌诀]

温经汤用吴萸芎，归芍丹桂姜夏冬，
参草益脾胶养血，调经重在暖胞宫。

[方证图导]

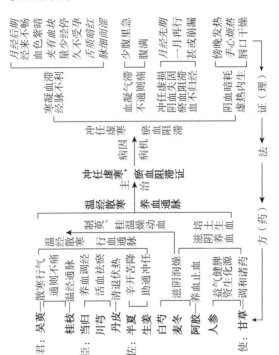

[配伍特点]

(1)温法、清法、消法、补法并用，重在温养。

(2)寒热并用，重温且不燥。

[用方指征]

本方为妇科调经的常用方，主要用于冲任虚寒而有郁滞的月经不调、痛经、崩漏、不孕等。临床以月经不调，小腹冷痛，经有瘀块，时有烦热，舌质暗红，脉细涩为主要指征。

[现代应用]

用于治疗功能性子宫出血、慢性盆腔炎、痛经、不孕症等属冲任虚寒，瘀血阻滞者。

[随证加减]

小腹冷痛甚者，去丹皮、麦冬，加艾叶、小茴香；少腹胀满疼痛属气滞者，加香附、乌药；漏下色淡不止者，去丹皮，加艾叶、熟地；经血色紫暗，夹有血块者，去阿胶，加桃仁、红花；阴虚内热明显者，可去萸、姜、夏，加生地、女贞子、旱莲草。

[趣味方歌]

贵（桂）人温经无（吴）贵（归）药——麦草姜皮拌（半）川胶

生化汤

(《傅青主女科》)

[目标任务]

掌握其组成、功用及主治；熟悉其常见临床随证加减；了解产后的身体特性及疾患防治。培养临床运用生化汤的思维和能力。

[概要表析]

君	臣	佐	使	功用	主治
全归	川芎桃仁	炮姜黄酒	甘草童便	养血活血温经止痛	血虚寒凝，瘀血阻滞证。症见恶露不行，小腹冷痛，舌淡，脉细而涩

[临证提要]

（1）本方为治疗妇女产后恶露不行的常用方，具养血活血、温经止痛之功，即"血瘀可化之，则所以生之"之旨。

（2）方中当归为全当归，补血活血兼顾。

[常用歌诀]

生化汤为产后方，归芎桃草酒炮姜，

消瘀活血不伤正，温经止痛疗效彰。

[方证图导]

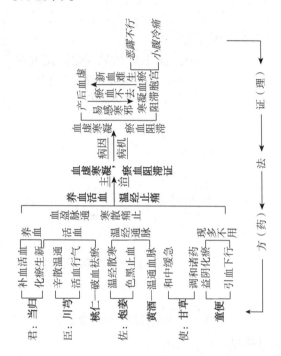

[配伍特点]

（1）温经补血，以治其本。

（2）破血下瘀，速治其标。

[用方指征]

本方为妇女产后常用方，甚至有些地方民间习惯作为产后必服之剂，虽多属有益，但应以产后血虚瘀滞偏寒者为宜。临床以产后恶露不行、小腹冷痛为主要指征。

[现代应用]

用于治疗产后子宫复旧不良、产后宫缩疼痛、胎盘残留等属产后血虚寒凝，瘀血内阻者。

[随证加减]

小腹冷痛甚者，加肉桂以温经散寒；瘀块留滞，腹痛甚者，可加蒲黄、五灵脂、延胡索以祛瘀止痛；小腹胀痛，属气滞血瘀者，可加枳壳、乌药、香附理气行滞。

[使用注意]

不可误将本方作为产后必服之方，若产后血热而有瘀血者，非本方所宜。

第二节　止血剂

止血剂适用于血溢脉外，离经妄行而出现的吐血、衄血、咯血、便血、崩漏等各种出血证。组方配伍常以止血药，如侧柏叶、大蓟、小蓟、白茅根、灶心土、艾叶为主，据其出血病因、部位及病证的虚实轻重，依证配伍：①血热妄行者，配清热凉血药，如生地、栀子、大黄、牡丹皮、青黛等；②阳气虚弱，血失固摄者，配温阳益气药，如黄芪、白术、附子等；③血虚者，配养血止血药，如阿胶、白芍等；④兼瘀滞者，配活血止血药，如三七、蒲黄、茜草等；⑤上部出血者慎用升提药，可少佐引血下行之品，如牛膝、赭石等；下部出血者慎用沉降药，可少佐升提之品，如黑芥穗、升麻、黄芪等。

重点方有十灰散、黄土汤等。

十灰散

(《十药神书》)

[目标任务]

掌握其组成、功用及主治(出血的范围);熟悉其常见临床应用及随证加减。培养临床运用十灰散的思维和能力。

[概要表析]

君	臣	佐	功用	主治
大蓟 小蓟	侧柏叶 白茅根 棕榈皮 荷叶 茜根	山栀 大黄 丹皮 藕汁 京墨 萝卜汁	凉血 止血	血热妄行之上部出血证。症见呕血、吐血、咯血、嗽血、衄血,血色鲜红,来势急暴,舌红,脉数

[临证提要]

本方为治疗血热妄行之各种上部出血证(呕血、吐血、咯血、嗽血、衄血)的常用方,具凉血止血之功。方中药物皆"烧炭",但要注意"存性",且药物君、臣、佐、使不明确,临床应依证择选。

[常用歌诀]

十灰散用十般灰,柏茅茜荷丹棕煨,
二蓟栀黄各炒黑,上部出血势能摧。

[方证图导]

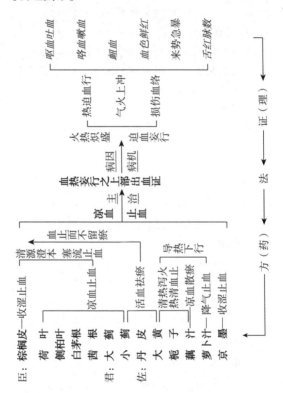

[配伍特点]

（1）寓止血于清热泻火之中，热清血自宁。

（2）寄祛瘀于凉血止血之内，血止不留瘀。

[用方指征]

本方为治疗血热妄行所致各种上部出血证的常用方，临床以血色鲜红、舌红苔黄、脉数为主要指征。

[现代应用]

用于治疗上消化道出血、支气管扩张及肺结核咯血等属血热妄行者。

[随证加减]

气火较盛，血热较盛者，本方可改为汤剂，以增清热凉血作用，亦可加牛膝、赭石等镇降之品引血热下行。

[趣味方歌]

大鸡蛋黄和小鸡毛，总值百钱——大蓟丹黄荷小蓟茅，棕栀柏茜

黄土汤

(《金匮要略》)

[目标任务]

掌握其组成、功用及主治（出血的范围）；熟悉其常见临床应用及随证加减。培养临床运用黄土汤的思维和能力。

[概要表析]

君	臣	佐	使	功用	主治
灶心黄土	白术附子	生地阿胶黄芩	甘草	温阳健脾养血止血	脾阳不足，脾不统血证。症见大便下血，先便后血，或吐血、衄血，及妇人崩漏，血色暗淡，四肢不温，面色萎黄，舌淡苔白，脉沉细无力

[临证提要]

本方为治疗脾阳不足之吐血、衄血、便血、崩漏的常用方，具温阳健脾、养血止血之功。临床应用时应明确阳虚出血的机制，标本兼治。

[常用歌诀]

黄土汤用芩地黄，术附阿胶甘草尝，
便后下血有独功，提衄崩中效益上。

[方证图导]

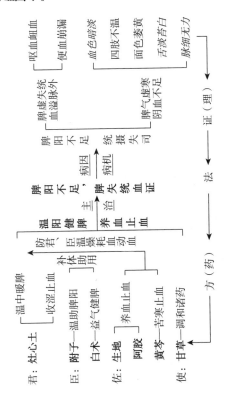

[配伍特点]

（1）寒热并用。

（2）标本兼治。

（3）刚柔相济。

[用方指征]

本方为治疗脾阳不足所致便血或崩漏的常用方，临床以血色暗淡、舌淡苔白、脉沉细无力为主要指征。

[现代应用]

用于治疗消化道出血、功能性子宫出血等属脾阳不足者。

[随证加减]

胃纳差者，可将阿胶改为阿胶珠；气虚甚者，可加人参以益气摄血；出血较多者，亦可酌加三七、白及等增强止血之力。

[趣味方歌]

叫夫子在黄土地勤锄草——"胶附子"在"黄土地芩术草"

🔢 他方概要

方名	组成	功用	主治
复元活血汤	当归 红花 甘草 柴胡 大黄 桃仁 穿山甲 栝楼根	活血祛瘀疏肝通络	跌打损伤，瘀血阻滞证。症见瘀血留于胁下，痛不可忍
七厘散	朱砂 麝香 冰片 乳香 红花 没药 血竭 儿茶	散瘀消肿定痛止血	跌打损伤，筋断骨折之瘀血肿痛，或刀伤出血。并治无名肿毒，烧伤烫伤等
桂枝茯苓丸	桂枝 茯苓 丹皮 桃仁 芍药	活血化瘀缓消癥块	瘀阻胞宫证。症见腹痛拒按，或漏下不止，血色紫黑晦暗，或妊娠胎动不安等
失笑散	五灵脂 蒲黄	活血祛瘀散结止痛	瘀血停滞证。症见心腹刺痛，或产后恶露不行，或月经不调，少腹急痛
大黄䗪虫丸	大黄 土鳖虫 水蛭 虻虫 蛴螬 干漆 桃仁 杏仁 黄芩 地黄 白芍 甘草	活血祛瘀破结消癥	五劳虚极。症见腹部肿块，肌肤甲错，两目暗黑，形体羸瘦，经闭不行

方名	组成	功用	主治
咳血方	青黛 海粉 栀子 诃子 瓜蒌仁	清肝宁肺 止咳止血	肝火犯肺之咳血证。症见咳嗽痰稠带血，咯吐不爽，心烦易怒，胸胁作痛，咽干口苦，颊赤便秘，舌红苔黄，脉弦数
小蓟饮子	生地 小蓟 滑石 木通 蒲黄 藕节 竹叶 当归 栀子 甘草	凉血止血 利尿通淋	热结下焦之血淋、尿血。症见尿中带血，小便频数，赤涩热痛，舌红，脉数
槐花散	槐花 柏叶 荆芥 枳壳	清肠止血 疏风行气	肠风、脏毒。症见便前出血，或便后出血，或粪中带血，以及痔疮出血，血色鲜红或晦暗，舌红苔黄，脉数

❓ 考点思考

1.桃核承气汤主治何证，其组成与大黄牡丹汤有何异同点。

2.血府逐瘀汤主治、功用如何，其组成是由哪几首方剂如何演变而来。

3.黄芪在补阳还五汤、补中益气汤、当归补血汤、玉屏风散中的作用。

4.补阳还五汤的组成、功用及主治。

5.温经汤、逍遥散、固冲汤、归脾汤、四物汤皆可用于妇女月经不调，其组成、功用、主治方面有何异同点。

6.生化汤的组成、功用及主治。

7.十灰散、小蓟饮子、黄土汤主治的出血证有何异同点。

8.黄土汤的组成、功用及主治，分析方中黄芩的配伍意义。

9.复元活血汤、桂枝茯苓丸、失笑散、小蓟饮子的组成、功用及主治。

10.槐花散、七厘散、大黄䗪虫丸、咳血方的基本组方意义。

第十四章 治风剂

以辛散祛风或息风止痉药为主组成，具有疏散外风或平息内风的作用，用于治疗风病的方剂统称为治风剂。

适应证：风病（外风、内风）。

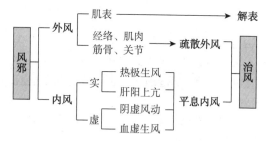

使用注意：①明辨风之内外。②分辨风之兼夹。③辨清寒热虚实。④津液不足或阴虚阳亢有热者慎用。

第一节 疏散外风剂

疏散外风剂适用于外风所致的病证，主要指风邪外侵，袭于头面、肌肉、经络、筋骨、关节等部位所致的病证。如上犯清阳，症见头痛、眩晕；郁于肌腠之间，症见风疹、湿疹；中于经络，症见半身不遂、口眼㖞斜；着于肌肉、筋骨、关节，症见肢体麻木不仁、关节疼痛、屈伸不利；风毒侵入破损处，症见破伤风等。组方配伍常以疏散外风药，如荆芥、防风、白芷、羌活、独活等为主，依证配伍：①祛风胜湿药，如苍术、川乌、草乌、秦艽等；②化痰通络药，如天南星、白附子、僵蚕、全蝎、地龙、蝉蜕等；③养血活血药，如川芎、当归、赤芍、白芍、乳香、没药等；④兼里热者，配清热药，如石膏、知母、生地等；⑤兼寒者，配温经散寒药，如附子、细辛、干姜、麻黄、桂枝、肉桂等。

重点方有川芎茶调散等。

川芎茶调散
(《太平惠民和剂局方》)

[目标任务]

掌握其组成、功用、主治及分经论治头痛的遣药配伍；熟悉其常见临床应用及随证加减。培养临床运用川芎茶调散的思维和能力。

[概要表析]

君	臣	佐	使	功用	主治
川芎	薄荷 荆芥	细辛 防风 白芷 羌活	甘草 茶清	疏风 止痛	外感风邪头痛。症见偏正头痛或颠顶作痛，恶风发热，目眩鼻塞，舌苔薄白，脉浮

[临证提要]

（1）本方为治疗外感风邪头痛的常用方，具疏风止痛之功。

（2）方中茶清性凉质润，既可苦寒上清头目，又能质润制风药过燥。

[常用歌诀]

川芎茶调有荆防，辛芷薄荷甘草羌，
目昏鼻塞风攻上，偏正头痛悉能康。

[**方证图导**]

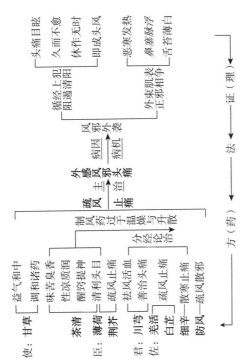

[配伍特点]

升散清降并用，疏风止痛而不燥。

[用方指征]

本方为治疗外感风邪头痛（伤风感冒）的常用方，临床以头痛、鼻塞、脉浮为主要指征。

[现代应用]

用于治疗感冒、流行性感冒、偏头痛、神经性头痛、慢性鼻炎、鼻窦炎等所致的头痛属风邪者可选本方加减治疗。亦可治某些脑外伤后遗症等引起的头痛。

[随证加减]

头痛属风寒较重者，去薄荷，加吴茱萸、紫苏叶、生姜以散风寒；头痛属风热者，去羌活、细辛、白芷，加蔓荆子、菊花、蝉蜕以散风热；头痛属风湿者，加苍术、藁本祛风除湿；头风不愈者，加全蝎、僵蚕、桃仁、红花等通络搜风、活血止痛。

[趣味方歌]

川芎茶调薄荷，防止紧干细活——川芎茶调薄荷，防芷荆甘细活

[类方比较]

川芎茶调散与九味羌活汤异同点比较

比较		川芎茶调散	共同	九味羌活汤
组成	同		羌活　防风　白芷　细辛　川芎　甘草	
	异	荆芥、薄荷、茶叶		苍术、生地、黄芩
功用	同		疏风、解表　止痛	
	异	疏风止痛力强，解表力弱		发汗解表祛湿力强，兼清里热
主治	同		外感风邪头痛，恶寒发热。	
	异	症见偏头痛或巅顶作痛，恶寒发热轻或无，口渴，苔薄白		外感风寒湿邪，内有蕴热证。症见恶寒发热重，无汗，兼见头痛，肢体酸楚疼痛，口苦而渴，苔白滑

第二节 平息内风剂

平息内风剂适用于内风所致的病证。内风多因脏腑功能失调所致，尤其与肝木关系密切，即《素问·至真要大论》言："诸风掉眩，皆属于肝"。病证又有虚实之分，内风之实证，多因邪热亢盛，热极生风，症见高热不退，四肢抽搐、惊厥等；内风之虚证，多因温病后期，阴血亏虚，虚风内动，症见手足蠕动，震颤，筋脉挛急等；亦有内风之虚实夹杂证，如肝肾阴虚，肝阳偏亢，阳亢化风，症见眩晕，面红如醉，头部热痛，甚至猝然昏倒，不省人事，半身不遂等。组方配伍常以羚羊角、钩藤、石决明、赭石、天麻、牡蛎等平肝息风药为主，依证配伍：①清热凉肝药，如菊花、知母、茵陈、川楝子等；②滋阴养血药，如生地、阿胶、白芍、天冬等；③化浊涤痰药，如竹茹、贝母、胆南星、石菖蒲等；④宁心安神药，如酸枣仁、茯神、五味子、柏子仁、夜交藤等。

重点方有羚角钩藤汤、镇肝熄风汤等。

羚角钩藤汤
(《通俗伤寒论》)

[目标任务]

掌握其组成、功用及主治；熟悉其常见临床应用及随证加减。培养临床运用羚角钩藤汤的思维和能力。

[概要表析]

君	臣	佐	使	功用	主治
羚角钩藤	桑叶菊花	川贝生地茯神白芍竹茹	甘草	凉肝息风增液舒筋	肝热生风证。症见高热不退，烦闷躁扰，手足抽搐，发为痉厥，甚则神昏，舌绛而干，或舌焦起刺，脉弦数

[临证提要]

本方为治疗热极(肝热)生风的常用方，具凉肝息风、增液舒筋之功。

[常用歌诀]

俞氏羚角钩藤汤，桑叶菊花鲜地黄，
芍草茯神川贝茹，凉肝增液定风方。

[方证图导]

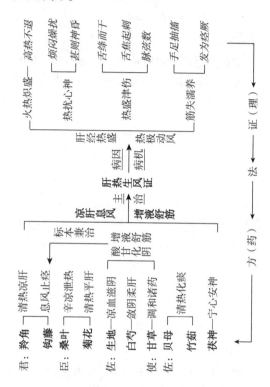

[**配伍特点**]

清热凉肝以治其本，养阴安神以治其标。

[**用方指征**]

本方为治疗肝经热盛，热极动风证的代表方。临床以高热烦躁、手足抽搐、痉厥、舌绛而干、脉弦数为主要指征。

[**现代应用**]

用于治疗流行性乙型脑炎、流行性脑脊髓膜炎等急性传染病引起的高热惊厥者。

[**随证加减**]

邪热内陷心包，神志昏迷者，合安宫牛黄丸、紫雪等清热开窍；抽搐甚者，合止痉散增强息风止痉作用；便秘者，加大黄通腑泻热。

[**趣味方歌**]

领狗上草地，主妇少背菊——羚钩桑草地，竹茯芍贝菊

[**使用注意**]

热病后期阴虚风动者，不宜使用本方。

镇肝熄风汤
(《医学衷中参西录》)

[目标任务]

掌握其组成、功用及主治；理解方中茵陈、川楝子、生麦芽的配伍意义。培养临床运用镇肝熄风汤的思维和能力。

[概要表析]

君	臣	佐	使	功用	主治
牛膝	赭石 龙骨 牡蛎 龟甲 白芍	玄参 天冬 麦芽 茵陈 川楝子	甘草	镇肝息风 滋阴潜阳	类中风。症见头晕目眩，目胀耳鸣，面色如醉，脑部热痛，心中烦热；或肢体不利，口眼㖞斜；甚或眩晕颠仆，不醒人事，脉弦长有力

[临证提要]

本方为治疗内中风的常用方，具镇肝息风、滋阴潜阳之功。方中麦芽、茵陈、川楝子清泄肝热，疏理肝气，以顺肝性。

[常用歌诀]

张氏镇肝熄风汤，龙牡龟牛治亢阳，
代赭天冬元芍草，茵陈川楝麦芽襄。

[**方证图导**]

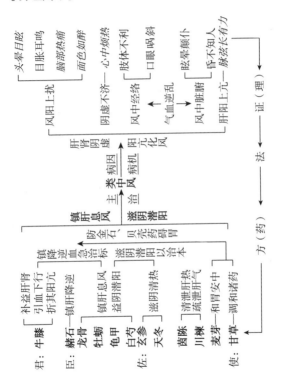

[配伍特点]

(1)滋阴潜阳以治其本，重镇降逆以治其标。

(2)滋水柔肝以补其体，辛散肝气以遂其性。

[用方指征]

本方为治疗肝肾阴亏，肝阳上亢，气血逆乱所致类中风的常用方。临床以头目眩晕、面色如醉、脑中热疼、脉弦长有力为主要指征。

[现代应用]

用于治疗高血压、脑血管意外、癫痫小发作、癔病性眩晕、血管神经性头痛等属肝肾阴亏，肝阳亢盛证者。

[随证加减]

心中烦热甚者，加石膏、栀子以清热除烦；痰多，舌苔黄腻者，加胆南星、竹茹以清热化痰；脑部热痛较剧，眼胀痛者，加夏枯草、钩藤、菊花以清利头目。

[趣味方歌]

天上元龙恋母归，诚实国老喜烧麦——天上元龙楝牡龟，陈石甘草膝芍麦

⊟ 他方概要

方名	组成	功用	主治
大秦艽汤	秦艽 川芎 当归 白芍 细辛 羌活 防风 黄芩 石膏 白芷 白术 生地 熟地 茯苓 独活 甘草	疏风清热 养血活血	风邪初中经络证。症见口眼㖞斜，手足不能运动，舌强不能言语，或恶寒发热，苔薄白，脉浮
消风散	荆芥 防风 木通 蝉蜕 苍术 苦参 知母 石膏 当归 生地 胡麻 甘草 牛蒡子	疏风养血 除湿清热	风疹、湿疹。症见皮肤疹出色红，或遍身云片斑点，瘙痒，抓破后渗出津水，苔白或黄，脉浮数
牵正散	白附子 僵蚕 全蝎	祛风化痰 通络止痉	风痰阻于头面经络所致口眼㖞斜
小活络丹	川乌 草乌 地龙 天南星 乳香 没药	祛风除湿 化痰通络 活血止痛	风寒湿痹。症见肢体筋脉疼痛，麻木拘挛，关节屈伸不利，疼痛游走不定。亦治中风，手足不仁，日久不愈，经络湿痰瘀血，而见腰腿沉重，或腿臂间作痛

续表

方名	组成	功用	主治
玉真散	防风 白芷 羌活 天麻 天南星 白附子	祛风化痰 定搐止痉	破伤风。症见牙关紧闭，口撮唇紧，身体强直，角弓反张，甚则咬牙缩舌，脉弦紧
天麻钩藤饮	天麻 钩藤 黄芩 栀子 川牛膝 石决明 夜交藤 益母草 桑寄生 茯神 杜仲	平肝息风 清热活血 补益肝肾	肝阳偏亢，肝风上扰证。症见头痛，眩晕，失眠，或口苦面红，舌红，苔黄，脉弦数
大定风珠	白芍 阿胶 龟甲 地黄 五味子 麻仁 牡蛎 麦冬 鳖甲 甘草 鸡子黄	滋阴息风	阴虚动风证。症见温病后期，手足瘛疭，形瘦神倦，舌绛少苔，脉气虚弱，有时时欲脱之势
阿胶鸡子黄汤	阿胶 白芍 钩藤 生地 牡蛎 茯神 石决明 炙甘草 络石藤 鸡子黄	滋阴养血 柔肝息风	邪热久羁，阴血不足，虚风内动证。症见筋脉拘急，手足瘛疭，或头晕目眩，舌绛少苔，脉细数

❓考点思考

1.川芎茶调散主治病证及方中薄荷、茶清的作用。

2.川芎茶调散与九味羌活汤在组成、功用及主治方面的异同点比较。

3.消风散的组成、功用及主治,分析"治风先治血,血行风自灭"的机制。

4.羚角钩藤汤的组成、功用及主治。

5.镇肝熄风汤的组成、功用及主治,分析方中茵陈、生麦芽、川楝子的配伍意义。

6.羚角钩藤汤、镇肝熄风汤及大定风珠在组成、功用及主治方面的异同点比较。

7.天麻钩藤饮的组成、功用及主治。

8.熟悉大定风珠、阿胶鸡子黄汤、大秦艽汤、牵正散、小活络丹、玉真散的基本组方意义。

第十五章 治燥剂

以轻宣辛散或甘凉滋润药为主组成，具有轻宣外燥或滋阴润燥的作用，用于治疗燥证的方剂统称为治燥剂。系依《素问·至真要大论》"燥淫于内，治以苦温，佐以甘辛，以苦下之"以及"燥者濡之""燥者润之"的原则确立。

适应证：燥证（外燥、内燥）。

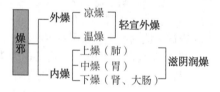

使用注意：①明确辨证。燥证首先要辨明外燥和内燥，外燥又要辨清温燥和凉燥，内燥要辨别累及脏腑，分清上燥、中燥、下燥。②详辨兼证。内燥、外燥相互兼夹，相互影响。如外感温燥，除发热、头痛等表证外，兼有咽干鼻燥、咳嗽少痰等上燥证，治当轻宣燥热兼以凉

润肺金；咽喉燥痛、干咳少痰或痰中带血等上
燥证，治宜滋阴润肺，金水相生。③合理配伍。
慎用辛香耗津、苦寒化燥之品。④顾及体质。
脾虚、湿盛者慎用。

第一节　轻宣外燥剂

轻宣外燥剂适用于外感凉燥或温燥之证。
凉燥症见头痛恶寒，咳嗽痰稀，鼻塞咽干，舌
苔薄白；温燥症见头痛身热，干咳少痰，或气
逆而喘，口渴鼻燥，舌边尖红，苔薄白而燥。
外燥总宜轻宣，组方配伍常以轻宣温润药如杏
仁、紫苏叶等，或轻宣润肺药如桑叶、杏仁、
沙参等为主，依证配伍：①宣降肺气药，如桔
梗、前胡、紫菀、百部等；②行气化痰药，如
橘红、茯苓、半夏、贝母等；③养阴润肺药，
如麦冬、百合、梨皮、阿胶等；④温燥配清泄
肺热药，如栀子皮、石膏、知母、黄芩等。

重点方有杏苏散、清燥救肺汤等。

杏苏散
(《温病条辨》)

[目标任务]

掌握其组成、功用及主治；熟悉其常见临床应用及随证加减。培养临床运用杏苏散的思维和能力。

[概要表析]

君	臣	佐	使	功用	主治
苏叶 杏仁	前胡 枳壳 桔梗	半夏 茯苓 橘皮 生姜 大枣	甘草	轻宣凉燥 理肺化痰	外感凉燥证。症见头微痛，恶寒无汗，咳嗽痰稀，鼻塞咽干，苔白，脉弦

[临证提要]

本方为治疗外感凉燥的代表方，具轻宣凉燥、理肺化痰之功。方中二陈汤化痰，苏、前、枳、桔理气，姜、枣、草健脾，含有多个著名方剂、药对，具有很好的临床实用意义。

[常用歌诀]

杏苏散内枳桔前，夏橘苓草姜枣研，
轻宣温润治凉燥，咳止痰化病自痊。

[**方证图导**]

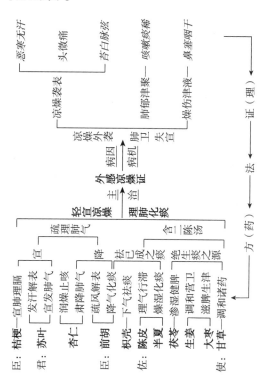

[配伍特点]

(1)宣降相因，调理肺气。

(2)理气化痰，健脾治本。

[用方指征]

本方为治疗凉燥证的代表方。临床以恶寒无汗、咳嗽痰稀、咽干、苔白、脉弦为主要指征。

[现代应用]

用于治疗流行性感冒，慢性支气管炎、肺气肿等属外感凉燥，肺气不宣，痰湿内阻者。

[随证加减]

若无汗，脉弦甚或紧者，加羌活以解表发汗；汗后咳不止者，苏梗易苏叶以降肺气；头痛较甚或兼眉棱骨痛者，酌加防风、川芎、白芷以祛风止痛。

[趣味方歌]

杏苏二陈前去找知姐——杏苏二陈前去枣枳桔

清燥救肺汤
(《医门法律》)

[目标任务]

掌握其组成、功用及主治；熟悉其常见临床应用及随证加减。培养临床运用清燥救肺汤的思维和能力。

[概要表析]

君	臣	佐	使	功用	主治
桑叶	石膏麦冬	人参阿胶麻仁杏仁枇杷叶	甘草	清燥润肺养阴益气	温燥伤肺证。症见头痛身热，干咳无痰，气逆而喘，咽喉干燥，鼻燥口渴，胸满胁痛，舌干少苔，脉虚大而数

[临证提要]

（1）本方为治疗温燥袭肺重证（气阴两伤）的代表方，具清燥润肺、益气养阴之功。

（2）集宣法、清法、降法、润法、补法于一方。

[常用歌诀]

清燥救肺桑麦膏，杏杷参胶麻仁草，
清燥润肺养气阴，温燥伤肺重证好。

[方证图导]

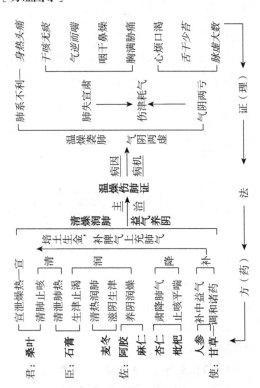

[配伍特点]

（1）宣中有清，清中有润，润中有降。

（2）宣散不耗气，清热不伤中，滋阴不腻膈。

[用方指征]

本方为治疗燥热伤肺重证之常用方。临床以身热、干咳少痰、气逆而喘、舌红少苔、脉虚大而数为主要指征。

[现代应用]

用于治疗肺炎，支气管哮喘，急、慢性支气管炎，肺气肿，肺癌等属燥热壅肺、气阴两伤者。

[随证加减]

若痰多或黄稠难咯者，加川贝、瓜蒌；燥热甚者，加生地、沙参；若热盛伤血者，加羚羊角、侧柏叶、白茅根等。

[趣味方歌]

爸妈叫人炒桑杏卖石膏——杷麻胶人草桑杏麦石膏

第二节　滋阴润燥剂

滋阴润燥剂适用于脏腑津液耗伤的内燥证。症见干咳少痰，咽干鼻燥，呕逆食少，口中燥渴，消渴，便秘等。组方配伍常以甘寒滋润，养阴增液药如生地、玄参、麦冬等为主，依证配伍：①清热泻火药，如石膏、知母、黄芩等；②清燥润肺药，如百合、沙参等；③生津养胃药，如玉竹、石斛等；④益气养阴药，如人参、麦冬等。

重点方有麦门冬汤、养阴清肺汤等。

麦门冬汤
(《金匮要略》)

[目标任务]

掌握其组成、功用及主治；掌握方中麦冬与半夏的剂量比及配伍意义。培养临床运用麦门冬汤的思维和能力。

[概要表析]

君	臣	佐	使	功用	主治
麦冬	半夏	人参 粳米 大枣	甘草	滋养肺胃 降逆下气	虚热肺痿。症见咳嗽气喘，咽喉不利，咳痰不爽，或咳唾涎沫，口干咽燥，手足心热，舌红少苔，脉虚数

[临证提要]

（1）方为治疗肺胃阴虚，火逆上气证的常用方，具滋养肺胃、降逆下气之功。

（2）方中麦冬与半夏剂量比为7∶1。

（3）肺痿有虚寒和虚热之别，本方适于虚热所致者，虚寒者禁用。

[常用歌诀]

麦门冬汤用人参，枣草粳米半夏存，
肺痿咳逆因虚火，润肺益胃此方珍。

[方证图导]

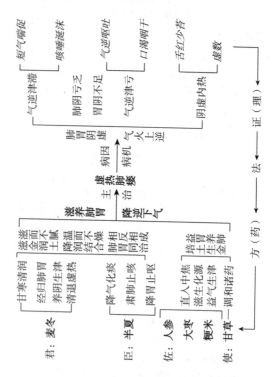

［配伍特点］

（1）培土生金。

（2）润燥结合。

［用方指征］

本方为治疗肺痿的主方。临床以咳唾涎沫、短气喘促、舌干红少苔、脉虚数为主要指征。

［现代应用］

用于治疗慢性支气管炎、支气管扩张、慢性咽炎、矽肺、肺结核等属肺胃阴虚，气火上逆者。胃及十二指肠溃疡、慢性萎缩性胃炎、妊娠呕吐等属胃阴不足，气逆呕吐者亦可选用本方加减。

［随证加减］

津伤甚者，可加沙参、玉竹以养阴液；胃阴不足，胃中隐痛者，可加白芍、阿胶以益胃止痛。

［使用注意］

肺痿有虚热、虚寒之分，虚寒者不宜使用本方。

养阴清肺汤
（《重楼玉钥》）

[目标任务]

掌握其组成、功用及主治；理解白喉的病因病机及治法；熟悉其临床拓展应用。培养临床运用养阴清肺汤的思维和能力。

[概要表析]

君	臣	佐	使	功用	主治
生地	玄参 麦冬	贝母 丹皮 薄荷 白芍	甘草	养阴 清肺 解毒 利咽	白喉。症见喉间起白如腐，不易拭去，咽喉肿痛，初起发热或不热，鼻干唇燥，咳或不咳，呼吸有声，似喘非喘，舌红，脉数

[临证提要]

（1）本方为治疗白喉的代表方，具养阴清肺、解毒利咽之功。

（2）方中含有增液汤（生地、玄参、麦冬）。

[常用歌诀]

养阴清肺生地妙，玄麦丹芍贝薄草，
解毒利咽治白喉，素体肺肾阴虚熬。

[**方证图导**]

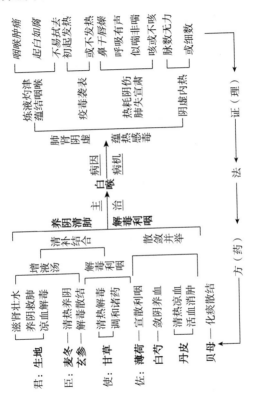

[配伍特点]

清润并用，以治其本；宣散解毒，以治其标。

[用方指征]

本方为治疗白喉之常用方。临床以喉间起白如腐、不易拭去、咽喉肿痛、鼻干唇燥、脉数为主要指征。

[现代应用]

用于治疗白喉，急性扁桃体炎、急性咽喉炎、鼻咽癌等属阴虚燥热者。

[随证加减]

阴虚甚者，加熟地以滋补肾阴；热毒甚者，加金银花、连翘、板蓝根等清热解毒；咳嗽甚者，加杏仁、桔梗止咳化痰；燥甚者，加天冬、鲜石斛养阴润燥。

[趣味方歌]

玄母可要单卖草地——玄母荷要丹麦草地

百合固金汤
(《慎斋遗书》)

[目标任务]

掌握其组成、功用、主治及"金水相生"的治法；熟悉其临床应用及常见随证加减。培养临床运用百合固金汤的思维和能力。

[概要表析]

君	臣	佐	使	功用	主治
百合 生地 熟地	麦冬 玄参	当归 白芍 贝母	桔梗 甘草	滋养肺肾止咳化痰	肺肾阴虚，虚火上炎证。症见咽喉燥痛，咳嗽气喘，痰中带血，头晕目眩，午后潮热，骨蒸盗汗，舌红少苔，脉细数

[临证提要]

（1）本方为治疗肺肾阴虚，虚火上炎所致咳嗽咯血之常用方，具滋补肺肾、止咳化痰之功。

（2）本方组成中含有"增液汤"。

（3）本方体现了"金水相生"的治法。

[常用歌诀]

百合固金二地黄，麦冬玄参归芍藏，
贝母桔梗甘草配，喘咳痰血肺络伤。

[方证图导]

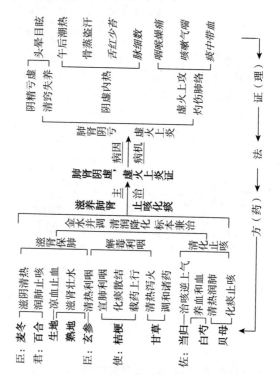

·322·

[配伍特点]

（1）滋肾保肺，金水并调。

（2）润中寓清，标本兼治。

[用方指征]

本方为治疗肺肾阴亏，虚火上炎而致咳嗽气喘、痰中带血的常用方，也是"金水相生"治法的代表方，临床以咳嗽、咽喉燥痛、舌红少苔、脉细数为主要指征。

[现代应用]

用于治疗肺结核、慢性支气管炎、支气管扩张咯血、慢性咽炎、自发性气胸等属肺肾阴虚，虚火上炎者。

[随证加减]

若痰多色黄者，加胆南星、黄芩、瓜蒌皮以清肺化痰；咳喘甚者，加杏仁、五味子、款冬花以止咳平喘；咯血重者，去桔梗，或加白及、白茅根、仙鹤草增强止血之功。

[趣味方歌]

百合固金卖二弟，生母干姐白规劝——百合固金麦二地，参母甘桔白归劝

他方概要

方名	组成	功用	主治
桑杏汤	桑叶 杏仁 沙参 象贝 栀皮 梨皮	清宣温燥 润肺止咳	外感温燥证。症见身热不甚，口渴，干咳无痰或痰少而黏，咽干鼻燥，舌红苔薄白而干，脉浮数而右脉大
琼玉膏	人参 生地 茯苓 白蜜	滋阴润肺 益气补脾	肺肾阴亏之肺痨。症见干咳少痰，咽燥咯血，气短乏力，肌肉消瘦，舌红少苔，脉细数
玉液汤	山药 黄芪 知母 葛根 鸡内金 五味子 天花粉	益气养阴 固肾生津	气阴两虚之消渴。症见口干而渴，饮水不解，小便频数量多，或小便浑浊，困倦气短，舌嫩红而干，脉虚细无力
增液汤	生地 玄参 麦冬	增液润燥	阳明温病，津亏肠燥便秘证。症见大便秘结，口渴，舌干红，脉细数或沉而无力

❓**考点思考**

1.治疗外感凉燥、温燥的代表方分别是什么，其组成如何。

2.杏苏散组方配伍是如何体现"苦温甘辛"治法的。

3.杏苏散、桑杏汤及清燥救肺汤在组成、功用及主治方面的异同点比较。

4.麦门冬汤组方配伍中是如何体现"培土生金"治法的，方中麦冬与半夏的配伍意义。

5.主治白喉的代表方是什么，试述其组成与功用。

6.请列举组成中含有增液汤（生地、玄参、麦冬）的几首方剂，试述其组成、功用及主治。

7.熟悉琼玉膏、玉液汤的基本组方及意义。

第十六章 祛湿剂

以祛湿药为主组成，具有化湿利水，通淋泄浊等作用，用于治疗水湿病证的方剂统称为祛湿剂。系依《素问·至真要大论》"湿淫所胜……以苦燥之，以淡泄之"以及《素问·汤液醪醴论》"洁净府"的原则确立。属"八法"之"消法"。

适应证：水湿病证。

基本治法及分类

（1）化湿和胃剂：湿浊中阻，脾胃失和证。

（2）清热祛湿剂：湿热外感，或湿热内蕴所致各症。

（3）利水渗湿剂：水湿壅盛所致各症。

（4）温化寒湿剂：阳虚不能化水和湿从寒化所致各症。

（5）祛湿化浊剂：湿浊下注所致各症。

（6）祛风胜湿剂：风湿在表所致的头痛身重，或风湿痹阻经络所致各症。

使用注意：①明确相关脏腑。水湿之邪与肺、脾、肾三脏最为相关，其主水在肾，治水在脾，调水在肺，在治疗水湿病证时须依证配合宣上、畅中、渗下之法。②结合湿性施治。湿邪重浊黏腻，易阻气机，故常配伍理气之品，以求气化则湿化。③注重因人制宜。祛湿剂多用芳香温燥或甘淡渗利之品，其易伤阴津，有碍胎元，故对素体阴虚津亏，病后体弱，以及孕妇水肿者，均应慎用。

第一节 化湿和胃剂

化湿和胃剂适用于湿浊中阻，脾胃失和证。症见脘腹痞满，呕吐泄泻，嗳气吞酸，食少体倦等。组方配伍常以芳香温燥药，如苍术、藿香、白豆蔻等为主，依证配伍：①淡渗利湿药，如茯苓、薏苡仁、泽泻等；②益气健脾药，如人参、白术、茯苓、甘草；③和胃降逆药，如半夏、生姜、砂仁等；④芳香行气药，如厚朴、陈皮、木香等。

重点方有平胃散、藿香正气散等。

平胃散

(《简要济众方》)

[目标任务]

掌握其组成、功用及主治；熟悉其常见临床应用及随证加减。培养临床运用平胃散的思维和能力。

[概要表析]

君	臣	佐	使	功用	主治
苍术	厚朴	陈皮	甘草生姜大枣	燥湿运脾行气和胃	湿滞脾胃证。症见脘腹胀满，不思饮食，恶心呕吐，嗳气吞酸，肢体沉重，怠惰嗜卧，常多自利，舌苔厚腻而白，脉缓

[临证提要]

本方为治疗湿滞脾胃证的代表方，具燥湿运脾、行气和胃之功。方中使用苍术，而不是白术，临床应随证斟酌。

[常用歌诀]

平胃散用厚陈皮，苍术甘草姜枣齐，
燥湿运脾除湿满，调胃和中此方宜。

[方证图导]

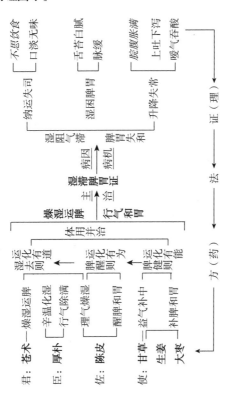

［**配伍特点**］

（1）燥湿与行气并用，燥湿为主。

（2）健脾与醒脾同施，运脾为主。

（3）诸药皆归于脾经，重在治脾湿，兼和胃气。

［**用方指征**］

本方为治疗湿滞脾胃证之基础方。临床以脘腹胀满、舌苔厚腻为主要指征。

［**现代应用**］

用于治疗慢性胃炎、消化道功能紊乱、胃及十二指肠溃疡等属湿滞脾胃者。

［**随证加减**］

证属湿热者，宜加黄连、黄芩以清热燥湿；属寒湿者，宜加干姜、草豆蔻以温化寒湿；湿盛泄泻者，宜加茯苓、泽泻以利湿止泻；呕吐者，加半夏以和胃止呕；兼食积，大便秘结者，加莱菔子、神曲、山楂、槟榔、枳实等以消食除满。

藿香正气散

（《太平惠民和剂局方》）

[目标任务]

掌握其组成、功用、主治及方中含有的名方及药对；熟悉其常见临床随证加减。培养临床运用藿香正气散的思维和能力。

[概要表析]

君	臣	佐		使	功用	主治
藿香	茯苓 半夏 白术 陈皮	生姜 白芷 厚朴 大腹皮	大枣 紫苏 桔梗	甘草	解表 化湿 理气 和中	外感风寒，内伤湿滞证。症见恶寒发热，头痛，恶心呕吐，肠鸣泄泻，胸膈满闷，脘腹疼痛，苔白腻；以及山岚瘴疟等

[临证提要]

本方为治疗外感风寒，内伤湿滞证的代表方，具解表化湿、理气和中之功。全方内外合治，外则藿香、白芷、紫苏以解表，内则采用三焦分消的策略，以桔梗宣上，大腹皮渗下，重点在中焦，故以平胃散合二陈汤治之，具有很好的临床意义。

[常用歌诀]

藿香正气苏腹皮，甘桔陈苓术朴齐，
半夏白芷加姜枣，解表化湿功效好。

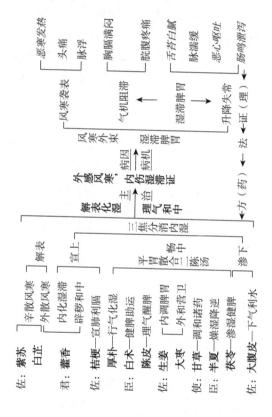

[方证图导]

[**配伍特点**]

（1）外散风寒与内化湿滞并用。

（2）祛湿健脾与理气和中兼顾。

[**用方指征**]

本方为治疗外感风寒，内伤湿滞证的重要方剂。临床以恶寒发热、上吐下泻、脘腹胀满、舌苔白腻为主要指征。

[**现代应用**]

用于治疗急性胃肠炎、肠胃型感冒属湿滞脾胃，外感风寒者。尤其是夏月时感，外客表寒，湿滞肠胃而致肠胃失和之证者。

[**随证加减**]

若表邪偏重，寒热无汗者，可加香薷以助解表；兼气滞脘腹胀痛者，可加木香、延胡索以行气止痛；若兼食滞，胸闷腹胀，可去甘草、大枣，加神曲、莱菔子、鸡内金以消食导滞。

[**趣味方歌**]

藿香苏芷厚腹毛，二陈桔壳术苓草。

[类方比较]

藿香正气散与平胃散异同点比较

比较	方名	藿香正气散		平胃散
组成	同	厚朴　陈皮　甘草　生姜　大枣		
	异	藿香　苏叶　白芷　白术　桔梗　半夏　茯苓　大腹皮		苍术
功用	同	燥湿健脾，理气和胃		
	异	兼可解表，化湿理气和中之力强		功专燥湿和胃，药少力宏
主治	同	湿滞脾胃证。症见不思饮食，脘腹痞满，呕吐恶心，泄泻下利，舌苔白腻，脉缓		
	异	兼外感风寒。症见恶风发热，头痛，呕吐泄泻较甚		湿滞脾胃的基础方

第二节 清热祛湿剂

清热祛湿剂适用于外感湿热，或湿热内蕴所致的湿温、黄疸、霍乱、热淋、痢疾、泄泻、痿痹等病证。组方配伍常以清热利湿药，如茵陈、薏苡仁、滑石、车前子、萹蓄、瞿麦等，或清热燥湿药黄芩、黄连、黄柏等为主，依证配伍：①辛散行气药，如厚朴、陈皮、大腹皮等；②淡渗利湿药，如茯苓、泽泻、猪苓等；③芳香化湿药，如白豆蔻、藿香、石菖蒲等；④清热解毒药，如大黄、山栀子、黄连等；⑤利水通淋药，如木通、通草、萹蓄、瞿麦、金钱草等。

重点方有茵陈蒿汤、三仁汤等。

茵陈蒿汤
(《伤寒论》)

[**目标任务**]

掌握其组成、功用及主治；掌握阳黄的特点及治法；熟悉其临床应用及随证加减。培养临床运用茵陈蒿汤的思维和能力。

[**概要表析**]

君	臣	佐	功用	主治
茵陈	栀子	大黄	清热利湿退黄	湿热黄疸。症见一身面目俱黄，黄色鲜明，发热，无汗或但头汗出，恶心呕吐，腹微满，口渴，大便不爽或秘结，小便短赤，舌红苔黄腻，脉沉数或滑数有力

[**临证提要**]

（1）本方为治疗黄疸阳黄（湿热黄疸）的代表方，具清热、利湿、退黄之功。

（2）方中栀子、大黄前后分消。

[**常用歌诀**]

茵陈蒿汤治阳黄，配上栀子和大黄，
湿热可从二便去，利湿退黄功效著。

[方证图导]

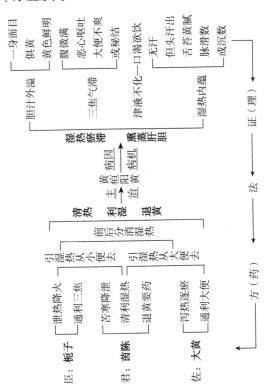

一身面目俱黄
黄色鲜明
腹微满
恶心呕吐
大便不爽
或秘结
津液不化—口渴溲饮
无汗
但头汗出
舌苔黄腻
脉滑数
或沉数

胆汁外溢
三焦气滞
湿热内蕴

证（理）

湿热瘀滞
熏蒸肝胆

主证→黄疸{病因
附：阴黄}论治

清热利湿退黄

法

引湿热从小便去
前后分消湿热
引湿热从大便去

清热利湿退黄

臣：栀子——泄热降火
通利三焦

君：茵陈——苦寒降泄
清利湿热
退黄要药

佐：大黄——泻热逐瘀
通利大便

方（药）

[配伍特点]

（1）清热利湿，治病求本。

（2）通利二便，前后分消。

[用方指征]

本方为治疗湿热黄疸之常用方，其证属湿热并重。临床以一身面目俱黄、黄色鲜明，舌苔黄腻，脉沉数或滑数有力为主要指征。

[现代应用]

用于治疗急性黄疸型传染性肝炎、胆囊炎、胆石症、钩端螺旋体病等引起的黄疸，证属湿热内蕴者。

[随证加减]

湿重于热者，可加茯苓、泽泻、猪苓以利水渗湿；热重于湿者，可加黄柏、龙胆草以清热祛湿；胁痛明显者，可加柴胡、川楝子以疏肝理气；兼有恶寒、身痛、无汗者，加麻黄、杏仁、连翘以解表散邪。

三仁汤

（《温病条辨》）

[**目标任务**]

　　掌握其组成、功用、主治及方中"三仁"的组成与意义；熟悉其常见临床随证加减。培养临床运用三仁汤的思维和能力。

[**概要表析**]

君	臣	佐	功用	主治
杏仁 白蔻仁 薏苡仁	滑石 通草 竹叶	厚朴 半夏	宣畅气机清利湿热	湿温初起或暑温夹湿之湿重于热证。症见头痛恶寒，身重疼痛，肢体倦怠，面色淡黄，午后身热，胸闷不饥，苔白不渴，脉弦细而濡

[**临证提要**]

　　（1）本方为治疗湿温初起，湿重于热证的代表方，具宣畅气机、清利湿热之功。

　　（2）方中"三仁"指杏仁、白蔻仁、薏苡仁，体现了三焦分消的治湿思想。

[**常用歌诀**]

　　三仁杏蔻薏苡仁，夏朴通草竹叶存，

　　加入滑石渗湿热，身重胸闷湿温清。

[方证图导]

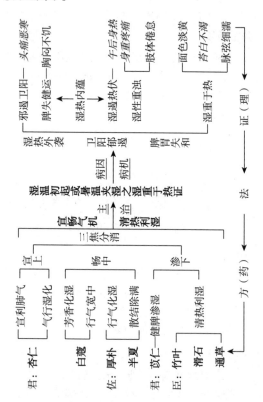

[**用方指征**]

本方主治湿温初起，湿重于热之证。临床以头痛恶寒、身重疼痛、午后身热、苔白不渴为主要指征。

[**现代应用**]

用于治疗肠伤寒、胃肠炎、肾盂肾炎、布氏杆菌病、肾小球肾炎以及关节炎等属湿重于热者。

[**随证加减**]

湿温初起，卫分症状较明显者，可加藿香、香薷以解表化湿；寒热往来者，可加青蒿、草果以和解化湿。

第三节　利水渗湿剂

利水渗湿剂适用于水湿壅盛所致之水肿、泄泻等病证。组方配伍常以利水渗湿药，如茯苓、泽泻、猪苓等为主，依证配伍：①健脾益气药，如白术、黄芪、甘草、大枣等；②行气利水药，如大腹皮、陈皮、桑白皮等；③辛散水气药，如桂枝、生姜、防己、麻黄等。

重点方有五苓散等。

五苓散
(《伤寒论》)

[**目标任务**]

掌握其组成、功用及主治；熟悉其常见临床应用及随证加减。培养临床运用五苓散的思维和能力。

[**概要表析**]

君	臣	佐	功用	主治
泽泻	茯苓 猪苓	白术 桂枝	利水渗湿 温阳化气	蓄水证。症见小便不利，头痛发热，烦渴欲饮，甚至水入即吐，苔白，脉浮。亦可治痰饮，症见脐下动悸，头眩吐涎沫；或短气而咳；及水湿内停所致水肿、泄泻、霍乱等

[**临证提要**]

本方为治疗蓄水证的常用方，亦为利水化气的代表方，具利水渗湿、温阳化气之功。原方针对太阳病腑证中蓄水证，在临床中要把握膀胱病变的器质性、功能性属性。

[**常用歌诀**]

五苓散治水湿停，外有表证也能行，
二苓白泽加桂枝，小便通利水湿行。

[方证图导]

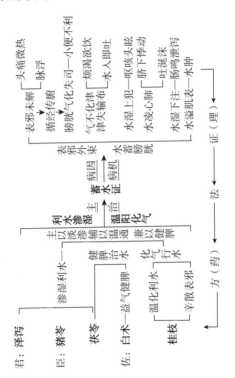

[配伍特点]

(1)表里兼顾，经腑同治。

(2)健脾治水，化气行水。

[用方指征]

本方为利水化气之剂。临床以小便不利、舌苔白、脉浮或缓为主要指征。

[现代应用]

用于治疗急、慢性肾炎水肿，肝硬化腹水，心源性水肿，急性肠炎，尿潴留，脑积水等属水湿内停者。

[随证加减]

若水肿兼有表证者，可与越婢汤合用；水湿壅盛者，可与五皮散合用；泄泻偏于热者，须去桂枝，可加车前子、木通以利水清热。

[趣味方歌]

白猪扶着桂枝——白猪茯泽桂枝

[使用注意]

本方不宜长期使用，体弱者常与补养脾胃剂合用。

[类方比较]

五苓散与猪苓汤异同点比较

方名 比较		五苓散	猪苓汤
组成	同	茯苓　猪苓　泽泻	
	异	桂枝　白术	阿胶　滑石
功用	同	利水渗湿	
	异	温阳化气	清热养阴
主治	同	小便不利，口渴，身热，泄泻	
	异	蓄水证。外有风寒表证，症见头痛微热，苔白，脉浮	水热互结证，伴见津伤。症见发热，口渴欲饮，心烦不寐，舌红苔白或微黄，脉细数

第四节　温化寒湿剂

　　温化寒湿剂适用于阳虚不能化水或湿从寒化所致的痰饮、水肿、脚气等病症。组方配伍常以温阳药，如附子、干姜等，合淡渗利湿药，如茯苓、泽泻等为主，依证配伍：①健脾益气药，如白术、黄芪、甘草等；②理气行水药，如大腹皮、厚朴、木香等；③燥湿化痰药，如陈皮、半夏等。

　　重点方有真武汤、实脾散等。

真武汤

(《伤寒论》)

[目标任务]

掌握其组成、功用及主治；熟悉其常见临床应用及随证加减。培养临床运用真武汤的思维和能力。

[概要表析]

君	臣	佐	功用	主治
附子	白术 茯苓	芍药 生姜	温阳 利水	阳虚水泛证。症见小便不利，四肢沉重疼痛，腹痛下利，畏寒肢冷；或太阳病汗出不解，发热，头眩心悸，身瞤动，振振欲擗地；或肢体浮肿，或咳，或呕，苔白不渴，脉沉细

[临证提要]

（1）本方为治疗阳虚水泛证的常用方，亦为温阳利水的代表方。

（2）本方中白芍一药四用：一可利小便以行水气，二可柔肝缓急以止腹痛，三可敛阴舒筋以解瞤动，四可防附子燥热伤津。

[常用歌诀]

温阳利水真武汤，茯苓术芍附生姜，
悸眩瞤惕心下悸，水去阳复得健康。

[**方证图导**]

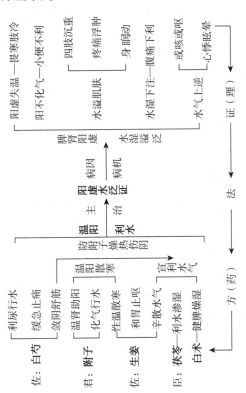

[配伍特点]

（1）温阳药与利水药配伍，温脾肾之阳以治本，利水祛湿以治标。

（2）补阳药与养阴药同用，温阳而不伤阴，益阴而不留邪。

[用方指征]

本方为温阳利水之基础方。临床以小便不利、肢体沉重或浮肿、舌质淡胖、苔白脉沉为主要指征。

[现代应用]

用于治疗慢性肾小球肾炎、心源性水肿、甲状腺功能低下症、慢性支气管炎、慢性肠炎、肠结核等属脾肾阳虚，水湿内停者。

[随证加减]

水寒射肺而咳者，加干姜、细辛温肺化饮，五味子敛肺止咳；阴盛阳衰而下利甚者，去芍药之阴柔，加干姜以助温里散寒；水寒犯胃而呕者，加重生姜用量以和胃降逆，可加吴茱萸、半夏以助温胃止呕之功。

[类方比较]

真武汤与实脾散异同点比较

比较	方名	真武汤	实脾散
组成	同	附子 白术 茯苓 生姜	
	异	白芍	木瓜 甘草 大枣 干姜 厚朴 木香 草果仁 大腹子
功用	同	温阳利水	
	异	偏温肾，兼敛阴缓急	偏温脾，兼行气化滞
主治	同	脾肾阳虚，水湿内停证。症见身重，水肿，小便不利，泄泻，苔白不渴，脉沉等	
	异	阳虚停水，兼有腹痛，或阴随阳伤之身眴动	阳虚水肿，身半以下肿甚，兼有气机不畅之胸腹胀满

第五节　祛湿化浊剂

　　祛湿化浊剂适用于湿浊下注所致的白浊、妇女带下等病症。组方配伍常以健脾祛湿药，如白术、苍术等，合除湿化浊药，如萆薢、石菖蒲等为主，依证配伍：①温助脾阳药，如益智仁、乌药、川续断、鹿角胶、杜仲等；②健脾益气药，如人参、白术、山药、黄芪等。

　　重点方有完带汤等。

完带汤
(《傅青主女科》)

[目标任务]

掌握其组成、功用及主治；理解方中柴胡、芥穗的配伍意义。培养临床运用完带汤的思维和能力。

[概要表析]

君	臣	佐	使	功用	主治
白术 山药	人参 白芍 车前子 苍术	陈皮 芥穗 柴胡	甘草	补脾 疏肝 化湿 止带	脾虚肝郁，湿浊带下。症见带下色白或淡黄，清稀无臭，面色㿠白，倦怠便溏，舌淡苔白，脉缓或濡弱

[临证提要]

（1）本方具补脾疏肝、化湿止带之功，为治疗脾虚肝郁，湿浊带下的常用方。

（2）方中柴胡、芥穗疏泄肝气。

[常用歌诀]

完带汤中二术陈，人参甘草和车前，
柴芍怀山黑芥穗，化湿止带此方能。

[**方证图导**]

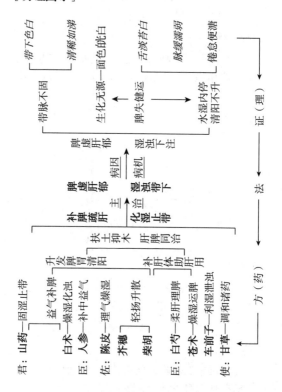

[**配伍特点**]

（1）寓补于散，以散助补。

（2）寓消于升，升清降浊。

（3）培土抑木，肝脾同治。

[**用方指征**]

本方为治疗脾虚肝郁，湿浊带下之常用方。临床以带下绵绵、清稀色白无臭、舌淡苔白、脉濡缓为主要指征。

[**现代应用**]

用于治疗慢性肾小球肾炎、心源性水肿、甲状腺功能低下症、慢性支气管炎、慢性肠炎、肠结核等属脾肾阳虚，水湿内停者。

[**随证加减**]

水寒射肺而咳者，加干姜、细辛、五味子敛肺止咳；阴盛阳衰而下利甚者，去阴柔之芍药，加干姜；水寒犯胃而呕者，加重生姜用量，可加吴茱萸、半夏。

[**趣味方歌**]

完带要（药）人柴草，陈嫂（芍）睡（穗）前苍白。

第六节　祛风胜湿剂

祛风胜湿剂适用于风湿在表所致的头痛身重，或风湿侵袭，痹阻经络所致的腰膝顽麻、痛痹等病症。组方配伍常以祛风湿药，如羌活、独活、防风、秦艽等为主，依证配伍：①活血通络药，如川芎、红花、地龙等；②补气养血药，如人参、白术、当归等；③温阳散寒药，如附子、干姜、肉桂、细辛等；④补益肝肾药，如熟地、桑寄生、杜仲、牛膝等。

重点方有独活寄生汤等。

独活寄生汤
（《备急千金要方》）

[**目标任务**]

掌握其组成、功用及主治；熟悉其常见临床应用及随证加减。培养临床运用独活寄生汤的思维和能力。

[**概要表析**]

君	臣	佐	使	功用	主治
独活	细辛 秦艽 桂枝 防风	当归 芍药 生地 杜仲 牛膝 茯苓 川芎 人参 桑寄生	甘草	祛风湿 止痹痛 益肝肾 补气血	痹证日久，肝肾两亏，气血不足证。症见腰膝疼痛、萎软，肢节屈伸不利，或麻木不仁，畏寒喜暖，心悸气短，舌淡苔白，脉细弱

[**临证提要**]

本方为治疗久痹致肝肾两虚，气血不足，痹症日久的常用方，具有祛风湿、止痹痛、益肝肾、补气血之功。

[**常用歌诀**]

独活寄生艽防辛，芎归地芍桂苓均，
杜仲牛膝人参草，冷风顽痹屈能伸。

[方证图导]

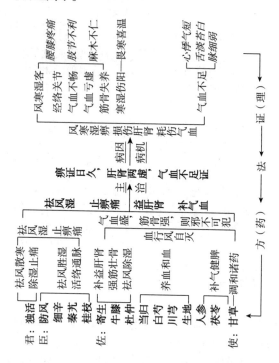

[配伍特点]

邪正兼顾，祛风散寒除湿为主，辅以补肝肾，益气血，祛邪不伤正，扶正不碍邪。

[用方指征]

本方为治疗久痹而致肝肾两虚，气血不足证之常用方。临床以腰膝冷痛、肢节屈伸不利、心悸气短、脉细弱为主要指征。

[现代应用]

用于治疗慢性关节炎、类风湿关节炎、风湿性坐骨神经痛、腰肌劳损、骨质增生症、小儿麻痹等属风寒湿痹日久，正气不足者。

[随证加减]

痹证疼痛较剧者，可酌加制川乌、制草乌、白花蛇舌草等以助搜风通络，活血止痛；寒邪偏盛者，酌加附子、干姜以温阳散寒；湿邪偏盛者，去地黄，酌加防己、薏苡仁、苍术以祛湿消肿；正虚不甚者，可减地黄、人参。

他方概要

方名	组成	功用	主治
八正散	瞿麦 萹蓄 滑石 栀子 甘草 木通 大黄 灯心草 车前子	清热 泻火 利水 通淋	湿热淋证。症见尿频尿急，溺时涩痛，淋沥不畅，尿色浑赤，甚则癃闭不通，小腹急满，口燥咽干，舌苔黄腻，脉滑数
甘露消毒饮	滑石 黄芩 茵陈 菖蒲 川贝 木通 藿香 连翘 薄荷 射干 白蔻仁	利湿化浊 清热解毒	湿温时疫，邪在气分，湿热并重证。症见发热倦怠，胸闷腹胀，肢酸咽痛，身目发黄，颐肿口渴，泄泻淋浊，小便短赤，舌苔白或厚腻或干黄，脉濡数或滑数
连朴饮	厚朴 川连 半夏 香豉 焦栀 芦根 石菖蒲	清热化湿 理气和中	湿热霍乱。症见上吐下泻，胸脘痞闷，心烦躁扰，小便短赤，舌苔黄腻，脉滑数
当归拈痛汤	羌活 防风 升麻 葛根 白术 苍术 当归 人参 甘草 苦参 黄芩 知母 茵陈 猪苓 泽泻	利湿清热 疏风止痛	湿热相搏，外受风邪证。症见遍身肢节烦痛，或肩背沉重，或脚气肿痛，脚膝生疮，舌苔白腻或微黄，脉濡数

续表

方名	组成	功用	主治
二妙散	黄柏 苍术	清热燥湿	湿热下注证。症见筋骨疼痛，或足膝红肿疼痛，或两足痿软，或带下色黄黏稠量多，或下部湿疮等，小便短赤，舌苔黄腻
猪苓汤	猪苓 茯苓 泽泻 阿胶 滑石	利水渗湿 养阴清热	水热互结证。症见小便不利，发热，口渴欲饮，或心烦不寐，或咳嗽，呕恶，下利，舌红苔白或微黄，脉细数
防己黄芪汤	防己 黄芪 甘草 白术 生姜 大枣	益气祛风 健脾利水	表虚不固之风水或风湿。症见汗出恶风，身体重着，小便不利，舌淡苔白，脉浮
五皮散	陈皮 生姜皮 桑白皮 大腹皮 茯苓皮	利水消肿 理气健脾	水停气滞之皮水证。症见一身悉肿，肢体沉重，心腹胀满，上气喘急，小便不利，以及妊娠水肿，苔白腻，脉沉缓
苓桂术甘汤	茯苓 桂枝 白术 甘草	温阳化饮 健脾利湿	中阳不足之痰饮。症见胸胁支满，头晕目眩，心悸，短气而咳，舌苔白滑，脉弦滑

续表

方名	组成	功用	主治
实脾散	附子 厚朴 白术 木瓜 木香 草果 茯苓 干姜 甘草 生姜 大枣 大腹子	温阳健脾行气利水	脾肾阳虚，水气内停之阴水。症见身半以下肿甚，手足不温，口中不渴，胸腹胀满，小便不利，大便溏薄，舌苔白腻，脉沉弦迟
萆薢分清饮	益智仁 石菖蒲 乌药 萆薢	温肾利湿分清化浊	下焦虚寒之膏淋、白浊。症见小便频数，混浊不清，白如米泔，凝如膏糊，舌淡苔白，脉沉
羌活胜湿汤	藁本 羌活 独活 防风 甘草 川芎 蔓荆子	祛风渗湿止痛	风湿犯表之痹证。症见肩背痛不可回顾，头痛身重，或腰脊疼痛，难以转侧，苔白，脉浮

❓ 考点思考

1.平胃散与藿香正气散在组成、功用及主治方面的异同点比较。

2.九味羌活汤与藿香正气散在组成、功用及主治方面的异同点比较。

3.茵陈蒿汤的组成、功用及主治。

4.八正散与小蓟饮子在组成、功用及主治方面的异同点比较。

5.三仁汤中"三仁"具体指哪三味药，如何体现三焦分消思想的。

6.五苓散与猪苓汤在组成、功用及主治方面的异同点比较。

7.苓桂术甘汤如何体现"病痰饮者，当以温药和之"。

8.真武汤与实脾散在组成、功用及主治方面的异同点比较。

9.完带汤的组成、功用及主治，分析方中柴胡、芥穗的配伍意义。

10.大黄在大承气汤、大黄牡丹汤、芍药汤、茵陈蒿汤中的作用。

11.实脾散、二妙散、防己黄芪汤、萆薢分清饮、羌活胜湿汤的组成、功用及主治。

12.熟悉五皮散、甘露消毒饮、连朴饮、当归拈痛汤的基本组方意义。

第十七章　祛痰剂

以祛痰药为主组成，具有消除痰涎的作用，治疗各种痰证的方剂统称为祛痰剂。属"八法"之"消法"。

适应证：各种痰证。

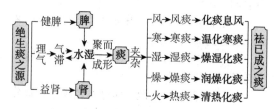

基本治法及分类

（1）燥湿化痰剂：适用于湿痰证。症见痰多易咯、胸脘痞闷、呕恶眩晕、肢体困重、舌苔白腻或白滑、脉缓或滑等。组方配伍常以燥湿化痰药，如半夏、天南星等为主，依证配伍健脾祛湿药、理气导滞药等。

（2）清热化痰剂：适用于热证。症见咳嗽痰黄、黏稠难咯，舌红苔黄腻，脉滑数以及由痰热所致的胸痛、眩晕、惊痫等。组方配伍常以清热化痰药，如瓜蒌、胆南星等为主，依证配伍清热泻火药、辛散理气药等。

（3）润燥化痰剂：适用于燥痰证。症见咳嗽甚或呛咳，咯痰不爽，或痰黏成块，或痰中带血，口鼻干燥，舌干少津等。组方配伍常以润燥化痰药，如贝母、瓜蒌等为主，依证配伍生津润燥药、宣肺利气药等。

（4）温化寒痰剂：适用于寒痰证。症见咯痰清稀色白，胸闷脘痞，气喘哮鸣，舌苔白滑，脉沉迟或弦滑等。组方配伍常以温化寒痰药，如干姜、细辛等为主，依证配伍敛肺止咳药、降气祛痰药等。

（5）治风化痰剂：适用于风痰证。症见眩晕头痛，胸闷呕恶，甚则昏厥，或发癫痫，不省人事，舌苔白腻，脉弦滑等。组方配伍常以化痰药与平肝息风药，如半夏、天麻等为主组方。

使用注意： ①辨明痰病的性质。寒痰、热痰、燥痰、湿痰、风痰等当依证施治。②注意特殊体质。有咯血者，不宜使用燥烈之品。③分清病程阶段。表邪未解或痰多者，慎用滋润之品。

重点方剂有二陈汤、半夏白术天麻汤等。

二陈汤

（《太平惠民和剂局方》）

[目标任务]

掌握其组成、功用及主治；熟悉其临床应用、常附方及随证加减。培养临床运用二陈汤的思维和能力。

[概要表析]

君	臣	佐	使	功用	主治
半夏	陈皮	茯苓 生姜 乌梅	甘草	燥湿化痰理气和中	湿痰证。症见咳嗽痰多，色白易咯，胸膈痞闷，恶心呕吐，肢体倦怠，或头眩心悸，舌苔白滑或腻，脉滑

[临证提要]

（1）本方为治疗湿痰证的代表方，亦为治疗一切痰证的基础方，具燥湿化痰、理气和中之功。

（2）方中"二陈"指陈皮、半夏。

[常用歌诀]

二陈汤用半夏陈，苓草梅姜一并存，
燥湿化痰兼理气，湿痰为患此方珍。

[方证图导]

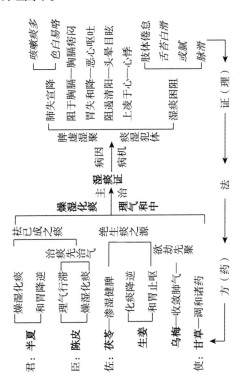

君：半夏 ┌ 燥湿化痰
　　　　 └ 和胃降逆

臣：陈皮 ┌ 理气行滞 ┐ 治痰先治气
　　　　 └ 燥湿化痰 ┘ 治已成之痰

佐：茯苓 ── 渗湿健脾 ── 绝生痰之源

　　生姜 ┌ 化痰降逆
　　　　 └ 和胃止呕 ── 欲劫先聚

　　乌梅 ── 收敛肺气

使：甘草 ── 调和诸药

燥湿化痰
理气和中

湿痰
证 主治

病因病机

脾虚湿聚 ── 痰湿犯体 ── 湿痰困阻

痰湿犯体：
肺失宣降 ── 咳嗽痰多 ── 色白易咯
阻于胸膈 ── 胸膈痞闷
胃失和降 ── 恶心呕吐
阻遏清阳 ── 头晕目眩
上凌于心 ── 心悸

湿痰困阻：
肢体倦怠
舌苔白滑 ── 或腻
脉滑

证（理）── 法 ── 方（药）

[配伍特点]

(1)燥湿祛痰为主，行气健脾为辅。

(2)标本兼顾，寓收于散。

[用方指征]

本方为燥湿化痰的基础方，为治痰之基础方。临床以咳嗽、呕恶、痰多色白易咯、舌苔白腻、脉滑为主要指征。

[现代应用]

用于治疗慢性支气管炎、慢性胃炎、梅尼埃病、神经性呕吐等属湿痰者。

[随证加减]

本方加减化裁，可用于多种痰证。治湿痰者，可加苍术、厚朴以增燥湿化痰之力；治热痰者，可加胆南星、瓜蒌以清热化痰；治寒痰者，可加干姜、细辛以温化寒痰；治风痰眩晕者，可加天麻、僵蚕以化痰息风；治食痰者，可加莱菔子、麦芽以消食化痰；治郁痰者，可加香附、青皮、郁金以解郁化痰；治痰流经络之瘰疬、痰核者，可加海藻、昆布、牡蛎以软坚化痰。

半夏白术天麻汤
(《医学心悟》)

[**目标任务**]

掌握其组成、功用及主治；理解"风痰"的形成及治法。培养临床运用半夏白术天麻汤的思维和能力。

[**概要表析**]

君	臣	佐	使	功用	主治
半夏天麻	白术茯苓	陈皮	甘草生姜大枣	化痰息风健脾祛湿	风痰上扰证。症见眩晕头痛，痞闷呕恶，舌苔白腻，脉弦滑

[**临证提要**]

（1）本方为治疗风痰证之眩晕、头痛的常用方，具燥湿化痰息风、健脾祛湿之功。

（2）方中半夏、天麻为经典药对。

（3）本方由二陈汤去乌梅，加天麻、白术、大枣而成。

[**常用歌诀**]

半夏白术天麻汤，苓草陈皮枣生姜，

眩晕头痛风痰证，热盛阴亏切莫尝。

[方证图导]

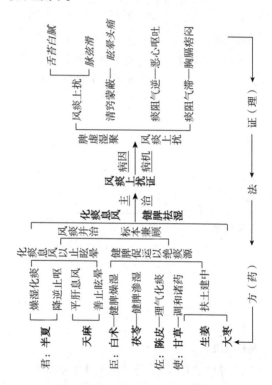

[配伍特点]

（1）化痰息风，急治其标。

（2）健脾祛湿，缓治其本。

[用方指征]

本方为治疗风痰眩晕、头痛的常用方。临床以眩晕头痛、舌苔白腻、脉弦滑为主要指征。

[现代应用]

用于治疗耳源性眩晕、高血压病、神经性眩晕、癫痫、面神经瘫痪等属风痰上扰者。

[随证加减]

若眩晕较甚者，可加僵蚕、胆南星等以增强化痰息风之力；头痛甚者，加蔓荆子、白蒺藜等以祛风止痛；呕吐甚者，可加代赭石、旋覆花以镇逆止呕；兼气虚者，可加党参、生黄芪以益气；湿痰偏盛，舌苔白滑者，可加泽泻、桂枝以渗湿化饮。

🔲 他方概要

方名	组成	功用	主治
茯苓丸	茯苓 枳壳 半夏 芒硝 生姜	燥湿行气 软坚化痰	痰伏中脘，流注经络证。症见两臂酸痛或抽掣，手不得上举，或左右时复转移，或两手麻木，或四肢浮肿，舌苔白腻，脉沉细或弦滑
温胆汤	橘皮 半夏 茯苓 竹茹 枳实 甘草 生姜 大枣	理气化痰 清胆和胃	胆胃不和，痰热内扰证。症见胆怯易惊，虚烦不宁，失眠多梦，眩晕呕恶或癫痫，苔白腻，脉弦滑
清气化痰汤	黄芩 瓜蒌 陈皮 杏仁 枳实 茯苓 半夏 生姜 胆南星	清热化痰 理气止咳	痰热咳嗽。症见痰稠色黄，咯之不爽，胸膈痞闷，甚则气急呕恶，舌质红，苔黄腻，脉滑数
小陷胸汤	黄连 半夏 瓜蒌	清热化痰 宽胸散结	痰热互结之小结胸证。症见心下痞闷，按之则痛，或心胸闷痛，或咳痰黄稠，舌红苔黄腻，脉滑数

续表

方名	组成	功用	主治
滚痰丸	大黄　黄芩　礞石　沉香	泻火逐痰	实热老痰证。症见癫狂昏迷，或惊悸怔忡，或咳喘痰稠，或胸脘痞闷，或眩晕耳鸣，或绕项结核，或口眼蠕动，或不寐，或梦寐奇怪之状，或骨节卒痛难以名状，或噫息烦闷，大便秘结，舌苔黄厚腻，脉滑数有力
贝母瓜蒌散	橘红　桔梗　贝母　瓜蒌　天花粉　茯苓	润肺清热理气化痰	燥痰咳嗽。症见咳嗽痰少，咯痰不爽，涩而难出，咽干口燥，苔白而干
苓甘五味姜辛汤	茯苓　甘草　干姜　细辛　五味子	温肺化饮	寒饮咳嗽。症见咳嗽痰多，清稀色白，胸膈痞闷，舌苔白滑，脉弦滑
三子养心汤	白芥子　紫苏子　莱菔子	温肺化痰降气消食	痰壅气逆食滞证。症见咳嗽喘逆，痰多胸痞，食少难消，舌苔白腻，脉滑
定痫丸	天麻　贝母　半夏　茯苓　茯神　生姜　胆南星　石菖蒲　全蝎　僵蚕　琥珀　陈皮　远志　丹参　麦冬　辰砂	涤痰息风清热定痫	痰热痫证。症见忽然发作，眩仆倒地，不省人事，目斜口㖞，甚则抽搐，痰涎直流，叫喊作声，舌苔白腻微黄，脉弦滑略数。亦用于癫狂

❓考点思考

1.二陈汤的组成、功用及主治，方中"二陈"指什么，乌梅有何配伍意义。

2.主治风痰的方剂是什么，试述其组成、功用及与二陈汤的关系。

3.主治寒痰、热痰、燥痰的代表方分别是什么，其基本组方如何。

第十八章　消食剂

以消食药为主组成，具有消食运脾、化积导滞等作用，用于治疗各种食积证的方剂统称为消食剂。属"八法"之"消法"。

适应证：各种食积证。

基本治法及分类

（1）消食化滞剂：适用于食积内停证。症见脘腹痞满，嗳腐吞酸，恶食呕逆，腹痛泄泻，苔腻，脉滑等。组方配伍常以消食药依证配伍理气导滞药、健脾渗湿药。

（2）健脾消食剂：适用于脾胃虚弱，食积内停证。症见食少难消，不思饮食，脘腹痞满，面黄体瘦，倦怠乏力，大便溏薄等。组方配伍常以消食药合益气健脾药依证配伍调理气机药、清热药、驱虫药等。

使用注意：①明辨寒热，详审虚实，顾及兼证。②中病即止，不宜久服。

保和丸
（《丹溪心法》）

[目标任务]

掌握其组成、功用及主治；理解方中连翘的作用；熟悉其常见临床应用及随证加减。培养临床运用保和丸的思维和能力。

[概要表析]

君	臣	佐	功用	主治
山楂	神曲 莱菔子	半夏 陈皮 茯苓 连翘	消食化滞 理气和胃	食积证。症见脘腹痞闷或胀痛，嗳腐吞酸，厌食呕逆，大便泄泻，苔黄厚腻，脉滑

[临证提要]

（1）本方为治疗一切食积轻证的常用方，具消食化滞、理气和胃之功。

（2）方中连翘散结消积，清解食积郁热。

（3）攻伐之剂，中病即止，不宜久服。

[常用歌诀]

保和神曲与山楂，苓夏陈翘菔子加，
消食化滞和胃气，方中亦可用麦芽。

[方证图导]

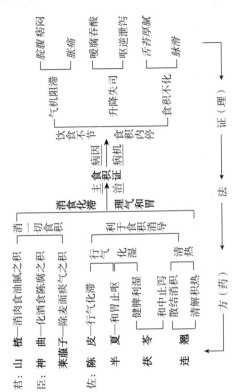

[配伍特点]

消食为主，配合行气、化湿、清热，重在祛除食积内停之本，兼顾气滞、湿阻、化热之标。

[用方指征]

本方为治疗一切食积的常用方。临床以脘腹胀满、嗳腐厌食、舌苔厚腻、脉滑为主要指征。

[现代应用]

用于治疗急、慢性胃肠炎，消化不良，婴幼儿腹泻等属食积内停者。

[随证加减]

积甚便秘者，酌加大黄、槟榔；气滞较甚者，可加枳实、厚朴；食积化热甚者，可加黄芩、黄连；兼脾虚者，加白术，名"大安丸"（《医方集解》）。

[趣味方歌]

神父下山敲陈锣——神茯夏山翘陈萝

健脾丸
(《证治准绳》)

[目标任务]

掌握其组成、功用及主治；理解方中黄连的作用；熟悉其常见临床应用及随证加减。培养临床运用健脾丸的思维和能力。

[概要表析]

君	臣	佐	使	功用	主治
白术 茯苓 人参	神曲 麦芽 山楂	木香 黄连 陈皮 砂仁 山药 肉蔻	甘草	健脾和胃 消食止泻	脾胃虚弱，食积内停证。症见食少难消，脘腹痞胀，大便溏薄，神疲乏力，苔腻微黄，脉虚弱

[临证提要]

（1）本方为治疗脾虚食积的常用方，具健脾和胃、消食止泻之功。

（2）方中含有四君子汤，甚至香砂六君子汤、参苓白术散，故而补远大于消。

（3）方中黄连清热燥湿，清解食积郁热。

[常用歌诀]

健脾参草术苓陈，肉蔻香连合砂仁，
楂肉怀山曲麦炒，脾虚食停最相宜。

[方证图导]

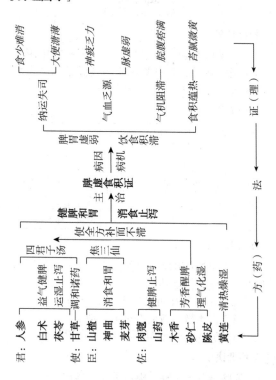

[配伍特点]

（1）补气健脾与行气消食并用。

（2）消补兼施，补而不滞，消而不伤。

[用方指征]

本方为治疗脾虚食滞之常用方。临床以脘腹痞满、食少难消、大便溏薄、苔腻微黄、脉虚弱为主要指征。

[现代应用]

本方常用于治疗慢性胃肠炎、长期消化不良等属脾食滞者。

[随证加减]

湿甚者加车前子、泽泻等利水渗湿；脾胃虚寒者去黄连，加干姜等以温中散寒。

[趣味方歌]

夫人赶猪卖山神，陈香莲要杀寇——茯人甘术麦山神，陈香连药砂蔻

[类方比较]

保和丸与健脾丸异同点比较

比较		方名	保和丸	健脾丸
组成	同		山楂　神曲　茯苓　陈皮	
	异		莱菔子　半夏　连翘	肉豆蔻　人参　白术　甘草　麦芽　木香　砂仁　山药　黄连
功用	同		消食和胃	
	异		专于消食和中，健脾利弱	兼可益气和中，除湿止泻之力强，有消补兼施之用
主治	同		食积内停之脘腹痞闷，呕吐，泄泻，苔腻等	
	异		饮食不节致食积内停，症见脘腹胀满，嗳腐厌食，脉滑等	脾虚食积，生湿化热所致，伴脾虚弱食少难消，倦怠乏力，脉虚弱

🔳 他方概要

方名	组成	功用	主治
枳实导滞丸	大黄 枳实 神曲 茯苓 黄芩 黄连 白术 泽泻	消导化积 清热祛湿	湿热食积，内阻肠胃证。症见脘腹胀痛，下痢泄泻，或大便秘结，小便短赤，舌苔黄腻，脉沉有力
木香槟榔丸	木香 槟榔 青皮 陈皮 莪术 黄连 黄柏 大黄 香附 牵牛子	行气导滞 攻积泄热	痢疾，食积。症见脘腹痞满胀痛，或赤白痢疾，里急后重，或大便秘结，舌苔黄腻，脉沉实
葛花解酲汤	白豆蔻仁 砂仁 葛花 干姜 神曲 泽泻 白术 橘皮 猪苓 人参 茯苓 木香 青皮	分消酒湿 理气健脾	酒积伤脾证。症见眩晕呕吐，胸膈痞闷，食少体倦，小便不利，大便泄泻，舌苔腻，脉滑

❓ 考点思考

1. 保和丸、枳实导滞丸与健脾丸在组成、功用及主治方面的异同点比较。

2. 保和丸中连翘、健脾丸中黄连的作用分别是什么。

3. 木香槟榔丸与芍药汤组方配伍有何异同点。

第十九章　驱虫剂

以驱虫药为主组成，具有驱虫、杀虫或安蛔等作用，用于治疗人体寄生虫病的方剂统称为驱虫剂。属"八法"之"消法"。

适应证： 人体寄生虫病证。其组方配伍常以驱虫或杀虫药，如乌梅、槟榔、使君子、雷丸等为主，依证配伍：①兼寒者，配温中祛寒药，如川椒、干姜等；②兼热者，配苦寒清热燥湿药，如黄连、黄柏等；③益气补血药，如人参、白术、当归等。

使用注意： ①明辨虫种，针锋相对。②空腹服用，忌食油腻。③攻伐之品，老弱慎用。④药后护理，调理脾胃。

重点方有乌梅丸等。

乌梅丸

(《伤寒论》)

[目标任务]

掌握其组成、功用及主治;理解安蛔的思路和方法;熟悉其常见临床应用及随证加减。培养临床运用乌梅丸的思维和能力。

[概要表析]

君	臣	佐	功用	主治
乌梅	细辛 蜀椒 黄柏 黄连	附子 干姜 桂枝 人参 当归	温脏安蛔	蛔厥证。症见脘腹阵痛,烦闷呕吐,时发时止,得食即吐,常自吐蛔,手足厥冷。兼治久痢、久泻

[临证提要]

(1)本方为治疗蛔厥证的代表方,具温脏安蛔之功。

(2)本方亦治久泻久痢。

[常用歌诀]

乌梅丸味苦辛酸,连柏辛椒姜桂蠋,

参归附子虚寒治,温脏安蛔法可传。

[方证图导]

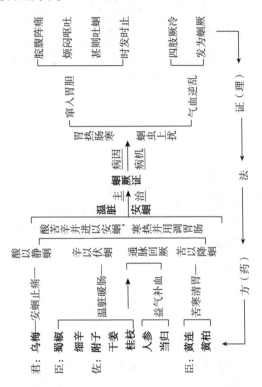

[配伍特点]

（1）酸苦辛并进，使蛔"得酸则静，得辛则伏，得苦则下"。

（2）温清合用，邪正兼顾。

[用方指征]

本方为治疗蛔厥证的常用方，临床以脐腹疼痛、时发时止，常自吐蛔，甚或手足厥逆为主要指征。

[现代应用]

本方常用于治疗胆道蛔虫症、慢性胃肠炎、慢性痢疾等属寒热错杂，气血虚弱者。

[随证加减]

无热象者，可去黄连、黄柏；无寒象者，可去干姜、附子；体不虚者，可去人参、当归；呕吐甚者，可酌加吴茱萸、半夏以和胃降逆止呕；大便不通者，可加大黄、槟榔以泻下通便；腹痛甚者，可加木香、川楝子以行气止痛。本方以安蛔为主，临症时可酌加使君子、苦楝皮、榧子、槟榔等，以增驱蛔之功。

📑 他方概要

方名	组成	功用	主治
理中安蛔汤	人参 白术 茯苓 花椒 乌梅 干姜	温中安蛔	中焦虚寒蛔扰证。症见便溏溲清，腹痛肠鸣，下蛔吐蛔，四肢不温，舌苔薄白，脉虚缓
连梅安蛔汤	胡黄连 川椒 白雷丸 乌梅肉 生川柏 尖槟榔	清热安蛔	肝胃热盛蛔动证。症见虫积腹痛，不欲饮食，食则吐蛔，甚或烦躁，厥逆、面赤口燥，舌红，身热，脉数
化虫丸	胡粉 鹤虱 槟榔 苦楝根 白矾	驱虫杀虫	肠中诸虫。症见腹痛时作时止，往来上下，或呕吐清水涎沫，或吐蛔虫，多食而瘦，面色青黄
肥儿丸	神曲 黄连 肉蔻 麦芽 槟榔 木香 使君子	杀虫消积清热健脾	小儿疳积。症见消化不良，面黄体瘦，肚腹胀满，发热口臭，大便溏薄，舌苔黄腻，脉虚弱。亦治虫积腹痛

❷ 考点思考

1.乌梅丸的组成、功用、主治及配伍特点。

2.乌梅丸主治久泻久痢的机制。

3.熟悉理中安蛔汤、连梅安蛔汤、化虫丸、肥儿丸的基本组方意义。

第二十章　涌吐剂

　　以涌吐药为主组成，具有涌吐痰涎、宿食、毒物等作用，用于治疗痰涎、食积、误食毒物等证的方剂统称为涌吐剂。系依《素问·至真要大论》"其高者，因而越之"的原则确立。属"八法"之"吐法"。

　　适应证：痰涎、食积、误食毒物等症。

　　使用注意：①中病即止。涌吐剂作用迅猛，易伤胃气，宜中病即止；年老体弱、孕妇、产后者慎用。②随机施法。若药后不吐者，可用手指或翎毛探喉，或多饮开水以助涌吐；若药后吐不止者，可服用姜汁或者冷粥、冷开水以止吐。③药后护理。服涌吐药后，应避风寒，以防吐后体虚感受外邪；同时要注意调理胃气，糜粥自养，忌食油腻、不易消化之物，以免重伤胃气。

他方概要

方名	组成	功用	主治
瓜蒂散	瓜蒂 赤小豆	涌吐 痰涎 宿食	痰涎、宿食壅滞胸脘证。症见胸中痞硬，烦懊不安，欲吐不出，气上冲咽喉不得息，寸脉微浮
救急稀涎散	皂角 白矾	开关 涌吐	中风闭证。症见痰涎壅盛，喉中痰声漉漉，气闭不通，心神瞀闷，四肢不收，或倒仆不省，或口角似㖞，微有涎出，脉滑实有力。亦治喉痹
盐汤探吐方	食盐	涌吐 宿食	宿食滞胃。症见脘腹胀痛不舒；或干霍乱，欲吐不得吐，欲泻不得泻；或误食毒物，尚停留在胃
参芦饮	人参芦	涌吐 痰涎	虚弱之人，痰涎或宿食壅塞上焦。症见胸膈满闷，温温欲吐，脉象虚弱

考点思考

1.涌吐剂的适应证及立法依据是什么。

2.使用涌吐剂的注意事项。

第二十一章　治痈疡剂

以散结消痈、解毒排脓、生肌敛疮等作用为主，治疗痈疽疮疡证的方剂统称为治痈疡剂。系依《素问·至真要大论》"结者散之""坚者削之"等原则确立。

适应证：各种痈疽疮疡证。

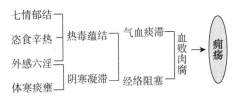

基本治法

初起期 ⟶ 消痈散结 ⟶ **消法**

成脓期 ⟶ 溃脓托毒 ⟶ **托法**

溃后期 ⟶ 生肌敛疮 ⟶ **补法**

使用注意：①明辨性质。痈疡必先辨别病证的表里、阴阳、虚实。②明辨部位。外痈依据病情的不同阶段可采用消法、托法、补法三法内治，内痈总以散结消肿、逐瘀排脓为治。③明辨阶段。初期毒邪炽盛则侧重清热解毒，脓已成则促其速溃，溃后毒邪未尽则不可早用补法。

仙方活命饮
《校注妇人良方》

[**目标任务**]

掌握其组成、功用、主治及阳性疮疡的基本病机与治法。培养临床运用仙方活命饮的思维和能力。

[**概要表析**]

君	臣	佐	使	功用	主治
金银花	赤芍 归尾 乳香 没药 陈皮	白芷 贝母 防风 皂角刺 穿山甲 天花粉	甘草	清热解毒 消肿溃坚 活血止痛	阳证痈疡肿毒初起。症见红肿焮痛，或身热凛寒，苔薄白或黄，脉数有力

[**临证提要**]

本方为治疗阳证疮疡痈肿的常用方，即谓"疮疡之圣药，外科之首方""此疡门开手攻毒之第一方也"，有"脓未成者即散，已成者即溃"之能。

[**常用歌诀**]

仙方活命君银花，防芷归陈穿山甲，
贝母花粉兼乳没，草芍皂刺酒煎佳。

[方证图导]

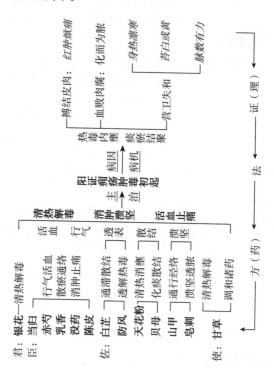

［用方指征］

　　本方为治疗阳证疮疡的代表方，古人称"疮疡之圣药，外科之首方""此疡门开手攻毒之第一方也"，凡痈肿初起属于阳证者均可应用。临床以疮疡初起、红肿热痛、不论脓成与否，或身热凛寒、脉数有力为主要指征。

［现代应用］

　　（1）外痈（体表疮疡）：皮肤或皮下组织的各种化脓性感染。

　　（2）内痈（内科病症）中西医结合，微观辨证的认识。

　　（3）糜烂性胃炎、溃疡病、急性扁桃体炎，肛瘘术后并发疼痛、伤口愈合缓慢者。

［随证加减］

　　初期热毒炽盛者，加五味消毒饮；根据病位加入引经药：头部用川芎，颈部用桔梗，胸部用瓜蒌，胁部用柴胡，上肢用姜黄，下肢用牛膝。

阳和汤
(《外科证治全生集》)

[**目标任务**]

掌握其组成、功用、主治及阴疽疡的基本病机与治法。培养临床运用阳和汤的思维和能力。

[**概要表析**]

君	臣	佐	使	功用	主治
熟地 鹿角	肉桂 姜炭	麻黄 芥子	甘草	温阳补血散寒通滞	阴疽。如贴骨疽、脱疽、痰核、流注、鹤膝风等。症见患处漫肿无头，皮色不变，酸痛无热，口中不渴，舌淡苔白，脉沉细或迟细

[**临证提要**]

（1）本方为治疗阴疽的代表方，具温阳补血、散寒通滞之功。

（2）阴疽（阴性疮疡）的特点为漫肿无头，边界不清，皮色不变，酸痛无热，当与阳性疮疡鉴别。

[**常用歌诀**]

阳和汤方治阴疽，鹿角胶和熟地需，
生草麻黄姜芥桂，温阳补血寒痰祛。

[方证图导]

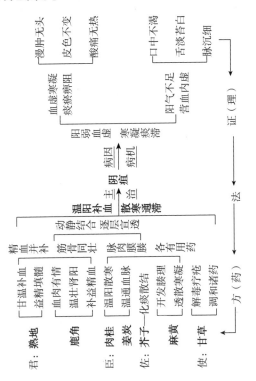

［配伍特点］

（1）温阳与补血并用（一阴一阳，阴阳互生）。

（2）辛散与滋腻并用（补而不滞，温通宣发不伤正）。

（3）逐层宣通，化寒凝而布阳气［筋骨（熟地、鹿角胶）→血脉（肉桂）、肌肉（姜炭）→皮里膜外（白芥子）→腠理（麻黄）］。

［用方指征］

本方为治疗外科疮疡阴证的基础方，临床以局部漫肿无头、皮色不变、酸痛无热、淡苔白、脉迟细或沉细为主要指征。

［现代应用］

用于治疗外科炎症及化脓性感染、骨与关节病变、慢性支气管炎等属阳虚阴寒凝滞者。

［随证加减］

肉桂可改为桂枝，加强温通血脉之功；颈椎病者，加川芎、桑枝、威灵仙、白芍、甘草等。

大黄牡丹汤
(《金匮要略》)

[目标任务]

掌握其组成、功用、主治；熟悉内痈的基本病机及治法。培养临床运用大黄牡丹汤的思维和能力。

[概要表析]

君	臣	佐	功用	主治
大黄 丹皮	桃仁 芒硝	冬瓜子	泻热破瘀散结消肿	肠痈初起，湿热瘀滞证。症见右下腹疼痛拒按，或右足屈而不伸，伸则痛甚，甚则局部肿痞，或时时发热，自汗恶寒，舌苔薄腻而黄，脉滑数

[临证提要]

本方主治肠痈初起，湿热瘀滞证，为治疗湿热肠痈的常用方，具泻热破瘀、散结消肿之功。

[常用歌诀]

金匮大黄牡丹汤，芒硝桃仁瓜子襄，
肠痈初起右腹痛，拒按苔黄脉数康。

［方证图导］

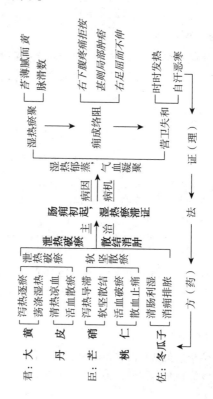

[配伍特点]

（1）集泻下、清利、破瘀三法于一方，为病证组方案。

（2）祛湿热、瘀血、痈脓三物于一道，给邪气找出路。

（3）方中大黄、桃仁为泻热破瘀之药对。

[用方指征]

本方用于治疗湿热血瘀之肠痈初起，临床以少腹疼痛拒按、右足屈而不伸、舌苔黄、脉滑数为主要指征。

[现代应用]

（1）消化系统疾病：如溃疡性结肠炎、术后腹胀、急性胰腺炎、急性重症胆系感染、粘连性肠梗阻等多种具有湿热瘀滞证的疾病。

（2）妇科疾患：急性盆腔炎、输卵管结扎后感染等属血分瘀热者。

[随证加减]

热毒较重者，加蒲公英、金银花、败酱草等；血瘀较重者，加赤芍、乳香、没药等。

他方概要

方名	组成	功用	主治
五味消毒饮	金银花 野菊花 蒲公英 紫花地丁 紫背天葵子	清热解毒消散疔疮	火毒结聚之疔疮。尤其疔疮初起，症见发热恶寒，疮形如粟，坚硬根深，状如铁钉，以及痈疡疖肿，红肿热痛，舌红苔黄，脉数
四妙勇安汤	银花 玄参 当归 甘草	清热解毒活血止痛	热毒炽盛之脱疽。症见患肢暗红微肿灼热，溃烂腐臭，疼痛剧烈，或见发热口渴，舌红，脉数
犀黄丸	牛黄 乳香 没药 麝香	活血行瘀解毒消痈	火郁痰凝、气滞血瘀所致之乳岩、瘰疬、痰核、流注、肿痛、小肠痈等见舌红、脉滑数
牛蒡解肌汤	牛蒡 栀子 薄荷 荆芥 连翘 丹皮 石斛 玄参 夏枯草	解肌清热凉血消肿	风火热毒上攻之痈疮。症见头面风热，或颊项痰毒，风热牙痛；外痈局部红肿焮痛，寒轻热重，汗少口渴，小便黄赤，脉浮数
小金丹	白胶香 五灵脂 草乌 地龙 木鳖 没药 乳香 归身 麝香 墨炭	化痰除湿祛瘀通络	寒湿痰瘀所致之流注、痰核、瘰疬、乳岩、贴骨疽、鳝拱头等病。初起皮色不变、肿硬作痛

续表

方名	组成	功用	主治
海藻玉壶汤	海藻 贝母 陈皮 昆布 青皮 川芎 当归 半夏 连翘 甘草 独活 海带	化痰软坚散结消瘿	气滞痰凝之瘿瘤初起。症见漫肿或结块，皮色不变，不痛，不溃，或肿或硬，或赤或不赤。亦可治石瘿，坚硬如石，推之不移，皮色不变
消瘰丸	玄参 牡蛎 贝母	清热化痰软坚散结	瘰疬，痰核，瘿瘤初起。症见颈项结块，或如串珠，咽干，舌红，脉弦滑略数
苇茎汤	苇茎 瓜瓣 桃仁 薏苡仁	清肺化痰逐瘀排脓	热毒壅滞，痰瘀互结之肺痈证。症见身有微热，咳嗽痰多，甚则咳吐腥臭脓血，胸中隐隐作痛，舌红苔黄腻，脉滑数
透脓散	黄芪 当归 穿山甲 川芎 皂角刺	补气养血托毒溃痈	气血两虚，疮痈脓成难溃。症见疮痈内已成脓，漫肿无头，无力外溃
内补黄芪汤	黄芪 当归 熟地 川芎 白芍 人参 茯苓 甘草 麦冬 肉桂 远志 生姜 大枣	补益气血生肌敛疮	痈疽溃后，气血两虚证。症见溃处作痛，倦怠懒言，间或发热，经久不退，舌淡苔薄，脉细弱

❓ 考点思考

1.仙方活命饮的组成、功用及主治。

2.阳和汤的组成、功用、主治及配伍特点。

3.阳性疮疡与阴性疮疡的病因、病机、临床表现及其治法与方药异同点比较。

4.大黄牡丹汤与桃核承气汤在组成、功用及主治方面的异同点比较。

5.苇茎汤、透脓散、五味消毒饮、四妙勇安汤、牛蒡解肌汤的组成、功用及主治。

6.熟悉海藻玉壶汤、消瘰丸、内补黄芪汤、犀黄丸、小金丹的组方意义。

参考书目

［1］李冀，左铮云.方剂学［M］.北京:中国中医药出版社，2021.

［2］贾波，许二平.方剂学［M］.北京:中国中医药出版社，2021.

［3］王虎平.方剂学（云教材）［M］.北京:北京蓝墨信息技术有限公司，2019.

［4］李冀，连建伟.方剂学［M］.北京:中国中医药出版社，2016.

［5］谢鸣.方剂学［M］.3版.北京:人民卫生出版社，2016.

［6］王虎平.方剂学精要［M］.北京:中国医药科技出版社，2016.

［7］吴红彦，高慧琴.中医方药学［M］.兰州:甘肃科学技术出版社，2014.

［8］李冀.方剂学［M］.北京:中国中医药出版社，2012.

［9］李飞.方剂学［M］.2版.北京:人民卫生出版社，2011.

［10］吴红彦.方剂学［M］.北京:高等教育出版社,2006.

［11］李庆业,杨斌.方剂学图表解［M］.北京:人民卫生出版社,2004.

［12］赵中振.百方图解［M］.北京:人民卫生出版社,2003.

［13］邓中甲.方剂学［M］.北京:中国中医药出版社,2003.

［14］吴红彦.方剂学概要［M］.兰州:甘肃文化出版社,2001.

［15］王付,石昕昕.仲景方临床应用指导［M］.北京:人民卫生出版社,2001.

［16］贵阳中医学院.方剂学［M］.贵阳:贵州人民出版社,1989.

［17］许济群.方剂学［M］.上海:上海科学技术出版社,1985.

［18］敷衍魁,尤荣辑.医方发挥［M］.沈阳:辽宁科学技术出版社,1984.